Leduc s'engage pour une fabrication écoresponsable !
« Des livres pour mieux vivre », c'est la devise de notre maison. Et vivre mieux, c'est vivre en impactant positivement le monde qui nous entoure ! C'est pourquoi nous avons fait le choix de l'écoresponsabilité. Un livre écoresponsable, c'est une impression respectueuse de l'environnement, un papier issu de forêts gérées durablement (papier FSC® ou PEFC), un nombre de kilomètres limité avant d'arriver dans vos mains (90 % de nos livres sont imprimés en Europe, et 40 % en France), un format optimisé pour éviter la gâche papier et un tirage ajusté pour minimiser le pilon ! Pour en savoir plus, rendez-vous sur notre site.

Édition : Céline Haimé
Maquette et couverture : Caroline Gioux
Photographies : Catherine Delahaye pour la couverture, les portraits et les postures de l'auteure / Virginie Zilbermann pour la page 119 / Adobe Stock pour les autres
Set-design : Amélie Callier Broyer

10, place des Cinq-Martyrs-du-Lycée-Buffon
75015 Paris - France
ISBN : 979-10-285-2321-3

En harmonie avec son corps grâce à Julie Pujols-Benoit

LEDUC

ÀBLOCK!

Le sport est une clé, je vous fais un double ?

Par Valérie Domain[1], fondatrice du média ÀBLOCK!

On a tou·te·s des premières fois, des dates qui nous façonnent. Et le sport fait souvent partie de ces moments forts. Dans mon cas, il y en a surtout eu trois : la première fois que j'ai pu courir un 10 kilomètres, la première fois que j'ai réussi à faire un poirier et la première fois que je suis parvenue à monter à la corde lisse.

Toutes ces premières fois ont eu lieu l'année de mes 50 ans.

J'en tire plusieurs enseignements : il n'y a pas d'âge pour pratiquer ou commencer le sport ; on n'imagine pas ce qu'on est capable de faire ; ces petites choses, ces petits riens, peuvent bouleverser une vie.

1. Valérie Domain est la fondatrice et directrice de la publication du média digital ÀBLOCK!. Le sport qui fait bouger les lignes (ablock.fr). Elle est journaliste depuis plus de vingt ans. Grand reporter dans la presse écrite, elle a aussi lancé gala.fr avant de rejoindre aufeminin.com puis nouvelobs.com à des postes de direction éditoriale. Valérie Domain est également l'autrice d'une dizaine de livres.

Quand j'ai dû écrire un nouveau chapitre de mon existence, c'est le sport qui m'a remise debout. Le sport est un moyen d'émancipation. De tout. Du regard des autres, de son propre regard, de la peur aussi qui nous cloue sur place quand on veut changer quoi que ce soit dans nos vies. Le sport est une clé qui ouvre des portes insoupçonnées.

Ce sport a été si présent, si indispensable, dans ma deuxième partie de vie, qu'il m'est apparu comme une évidence de partager cette expérience. Mais aussi, et surtout, de proposer aux femmes qui, comme moi, un jour, ont eu ce même déclic, de témoigner pour en pousser d'autres à pratiquer et à connaître ces émotions, ces bouffées d'endorphines ! Un cercle sportif vertueux en quelque sorte.

Ainsi est né ÀBLOCK!, un média digital (ablock.fr) stimulant, motivant. Un outil qui donne la parole aux sportives, qui incite à l'action afin de trouver en soi des ressources pour se réaliser et ainsi pouvoir davantage s'imposer dans toutes les sphères de sa vie.

La collection ÀBLOCK! développée avec les éditions Leduc est sur cette même ligne éditoriale à forte sensibilité féminine, même si nous n'excluons pas d'y accueillir des hommes, nos partenaires, pas nos adversaires.

Dans ces ouvrages vrais et inspirants, vous tenez l'un d'eux entre vos mains, la parole est généreuse, les routines sans artifices. Nous ne sommes pas dans le monde des influenceuses et influenceurs, mais dans celui de celles et ceux qui ont découvert dans le sport bien plus que ce qu'elles ou ils imaginaient et le partagent avec nous. Ces confidences sont un cadeau. De ceux qui nous aident à bouger, à nous transcender.

Avec cette collection, on vous embarque encore et toujours dans des histoires de vie et de sport. C'est musclé et tellement inspirant !

Soyons ÀBLOCK !

Sommaire

Introduction

Quand on m'a proposé d'écrire ce livre, j'ai été flattée et instantanément partante. Parce que j'aime mon métier de coach sportive, l'écriture et les challenges. Et puis j'ai pensé : « Mon parcours a-t-il suffisamment d'intérêt pour que je le raconte ? » J'en doutais fortement, mais je me suis lancée. Et plus j'avançais dans mon récit, moins je saisissais ce qu'il pourrait apporter à mes lecteur·rice·s. Alors j'ai pris un peu de recul, de hauteur, et j'ai réalisé que, de la même manière que j'aime écouter les femmes parler de leur vie en général, certaines personnes pouvaient être intéressées par mon parcours de coach qui n'aurait jamais songé le devenir, jusqu'au jour où tout bascule et où le destin prend un virage inattendu. Parce que mon récit prouve que même si on n'a jamais réussi à faire du sport assidûment depuis le collège (on n'a pas le choix à cette période), on peut malgré tout finir par l'apprécier et le pratiquer régulièrement un jour. Et ce, à tout âge. Ensuite, une des plus grandes satisfactions de mon métier, c'est quand des élèves non sportif·ve·s se révèlent grâce à mes cours, finissent par ne plus manquer une séance de Pilates booty et gagnent une force et une confiance en eux·elles insoupçonnées. Alors si ce livre peut donner l'envie à certain·e·s de se lancer, je serais heureuse. Et puis, dans ce monde où l'uniformité est tout de même de mise, je tiens à vous mettre à l'aise en vous rappelant que coach ne rime pas avec clichés. J'aime le latin et l'ancien français bien plus que l'anglais que je parle extrêmement mal, je bois du vin et je fume des clopes quand j'en bois trop, je mange ma purée de pommes de terre au beurre et au gruyère plusieurs fois par semaine, j'étais nulle en EPS et je déteste courir, mais j'adore la musculation et le Pilates et j'aime plus que tout créer des cours efficaces, avec du flow et le maximum d'ingrédients pour faire du bien au corps et à l'esprit. Des cours qui, suivis régulièrement, peuvent modifier les comportements au quotidien et donner envie de prendre soin de soi. Et prendre soin de soi, ça rend heureux·se, vraiment. Alors si je le fais, ce livre, au fond, c'est parce que je veux plus que tout vous persuader de ça. Bonne lecture à tou·te·s !

PARTIE 1

Mon parcours

À la genèse, la danse

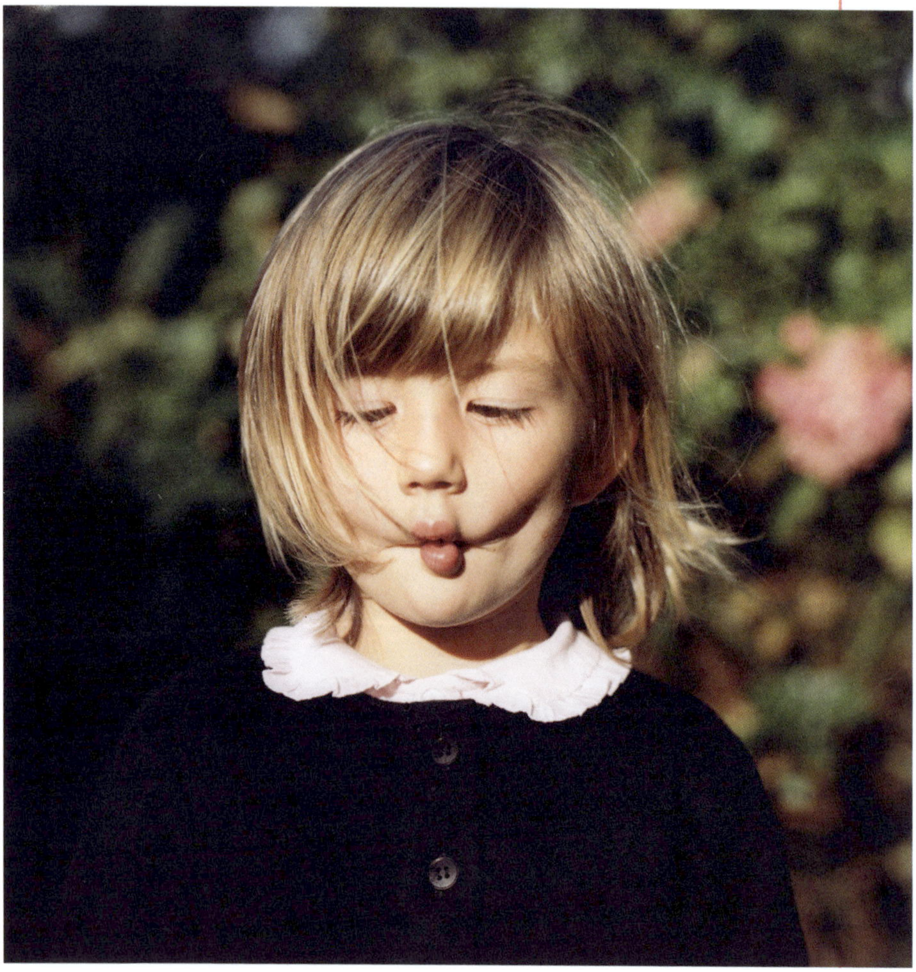

Latresne, c'est le petit village dans lequel j'ai grandi, près de Bordeaux. J'y ai passé une enfance heureuse et douce, à tel point que je m'y replonge presque tous les jours. Dans ma mémoire, tout est intact. Le grand portail en fer forgé blanc de notre maison, la pierre apparente sur les murs, ma chambre à l'étage et sa moquette surannée, l'aquarium de mon père, les meubles anciens que ma mère, antiquaire, passait son temps à retaper ou à changer de place. Et le jardin, immense, qui abritait toutes les saynètes sorties de mon imagination. Et je n'en manquais pas. Tantôt serveuse dans le restaurant que j'avais aménagé dans la cabane que m'avaient construite mes parents, tantôt championne de vélo qui tentait de battre son record de vitesse en pédalant derrière nos trois chiens, ou escaladeuse professionnelle d'arbres, je garde des souvenirs infinis et délicieux de cet espace synonyme de liberté. Une liberté que mes ami·e·s et moi chérissions et que l'on explorait au gré de journées entières passées dans les bois à fabriquer des lianes ou à monter Charlotte, l'ânesse de ma copine Sarah, ou de débuts de soirées passés dans les bottes de foin à regarder les étoiles. Bref, il s'agissait là de l'insouciance dans toute sa splendeur, renforcée par la nature environnante mais aussi l'époque, qui permettait encore aux parents de laisser leurs chérubins vivre leur vie durant des heures entières en pleine campagne sans crainte ni smartphone pour les surveiller. C'était il y a une trentaine d'années.

C'est à ce moment-là que j'ai découvert la danse, cette discipline qui me façonnera, tant de l'extérieur que de l'intérieur, et qui me fera devenir la coach que je suis aujourd'hui. Dans ce domaine, comme dans bien d'autres, je n'ai pas suivi le cursus classique. À Latresne, la méthode enseignée pour les petits par l'unique professeure s'appelait Irène Popard, et s'apparentait à de la danse moderne. J'ai commencé à la pratiquer à l'âge de 5 ans et demi, dans la salle polyvalente de la

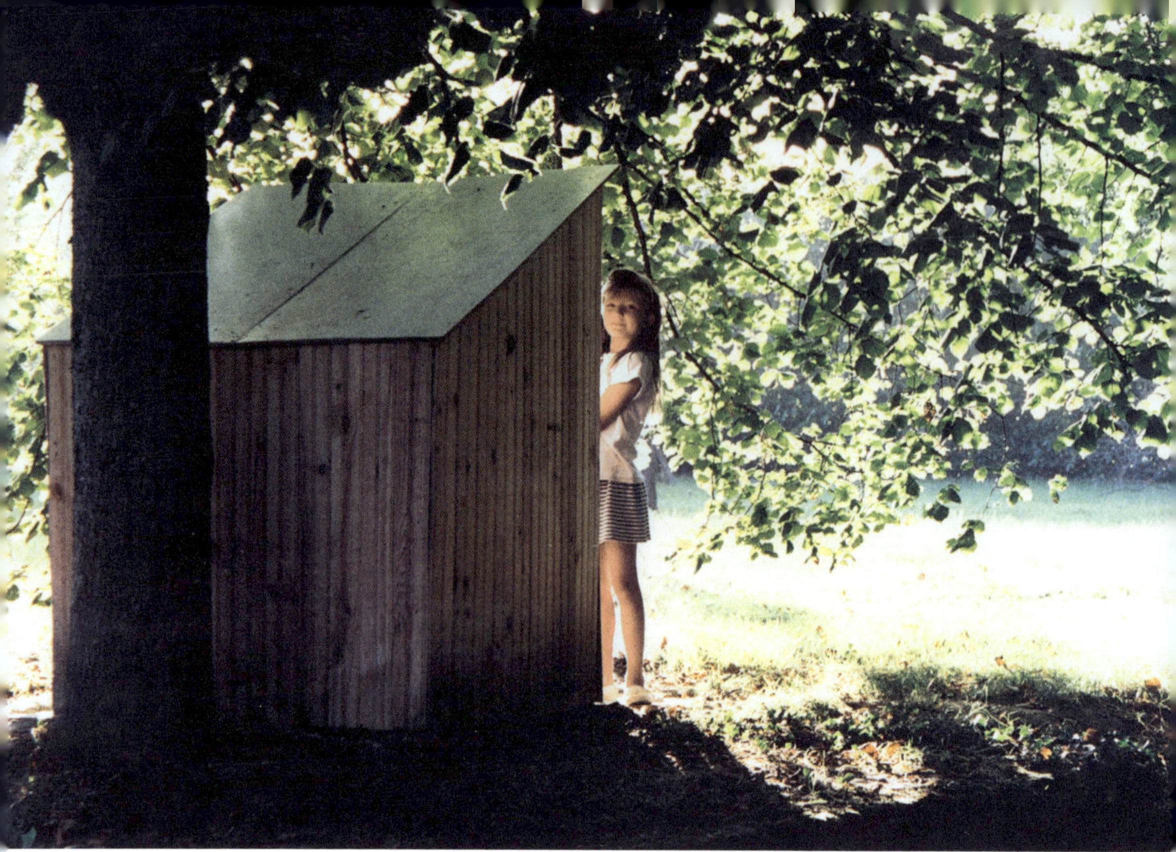

commune, dont, là encore, aucun détail n'échappe à mes souvenirs. Je me souviens du parking sur lequel ma mère me déposait, les vestiaires exigus dans lesquels on enfilait nos justaucorps, le parquet à petits carrés du studio, la barre qui longeait les quatre murs, et la vieille enceinte qui diffusait des tubes du moment, comme *Juste quelqu'un de bien* de la chanteuse Enzo Enzo, *Party Time* de Gloria Estefan ou *Bad* de Michael Jackson. Ces titres font partie des quelques-uns sur lesquels j'ai fait mes galas, tous les mois de juin, dans la salle des fêtes du village. Quand j'y pense (et j'y pense souvent), c'est l'adrénaline que je ressentais qui me revient, cette effervescence propre aux instants qui précèdent une montée sur scène. Cela dit, la mairie n'avait pas investi dans une scène, mais c'était tout comme pour nous. Le mois avant le jour J, le stress pointait doucement son

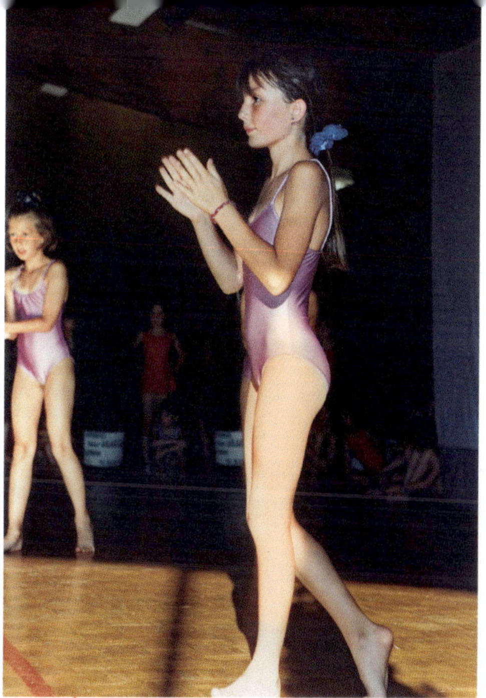

nez. Il fallait répéter, s'assurer qu'on était bien dans le tempo, créer son costume. C'était mon point faible, et ça l'est toujours. Je ne savais rien faire de mes dix doigts, alors ma mère ou celles de mes amies s'en chargeaient. Les années passaient, et ma passion grandissait. J'aimais cette rigueur que la danse implique, même si ce n'était pas de la danse classique. Je l'aimais là, comme à l'école. La danse était une allégorie de ma vie de petite fille. Je découvrais mon corps, j'apprenais à m'exprimer, à lâcher prise, j'apprenais le mouvement, les mélodies, les contretemps. Et puis mes goûts se sont diversifiés. Vers 9 ans, je me suis mise au modern jazz avec mes copines, toujours dans la salle communale. Le week-end et pendant les vacances, on créait nos propres chorégraphies sur du Ricky Martin ou du Lou Bega. La danse faisait partie de nous.

« La danse était une allégorie de ma vie de petite fille. Je découvrais mon corps, j'apprenais à m'exprimer, à lâcher prise, j'apprenais le mouvement, les mélodies, les contretemps. »

Mon père, qui était chirurgien, passait son temps libre à concevoir des spectacles. Montages photos incongrus avec commentaires hilarants pour chaque départ à la retraite de ses consœurs et confrères, parodies de Cloclo devant des centaines de convives dans le restaurant de son meilleur ami, fête de fin de vendanges déguisé en Bacchus au milieu des vignes… À chaque occasion, il nous mettait à contribution en nous proposant de danser lors de ses représentations. On était fières, et moi j'étais fière de lui. Mon papa, ce trublion qui m'a donné le goût des gens barrés, pas lisses et un peu marginaux. C'est d'ailleurs lui qui m'a encouragée lorsque je lui ai fait part de mon désir de faire du théâtre. Mixé avec la danse, cet art m'a appris à prendre conscience de mon corps, de ma voix, de ma présence dans l'espace, de ma respiration. Aujourd'hui, quand je rencontre un·e nouvel·le élève, j'arrive souvent à deviner si il ou elle a fait de la danse ou du théâtre. Une posture, un port de tête, une façon de placer sa voix… je décèle dans les corps les loisirs pratiqués dans l'enfance. Ce don qu'acquièrent les praticien·ne·s du bien-être en général est pour moi l'un des plus précieux. Et je recommande à tous les enfants la pratique de ces deux disciplines, ne serait-ce que pour apprendre à mieux se connaître, à gagner en confiance en soi, à s'accepter tel·le que l'on est.

Moi, je suis une petite chanceuse comme je le dis souvent. J'ai grandi entourée d'amour, avec des parents fous amoureux l'un de l'autre, drôles, libres, artistes. Notre maison décorée avec beaucoup de goût par ma mère ne désemplissait jamais. Mes deux demi-frères âgés respectivement de dix et quatorze ans de plus que moi y venaient chaque week-end, les ami·e·s y dînaient ou y déjeunaient plusieurs fois par semaine, et ma bande de copines y dormait autant de fois qu'elles le souhaitaient. Pour en faire la requête à nos parents, nous avions une arme imparable. Sur un bout de papier, nous formulions

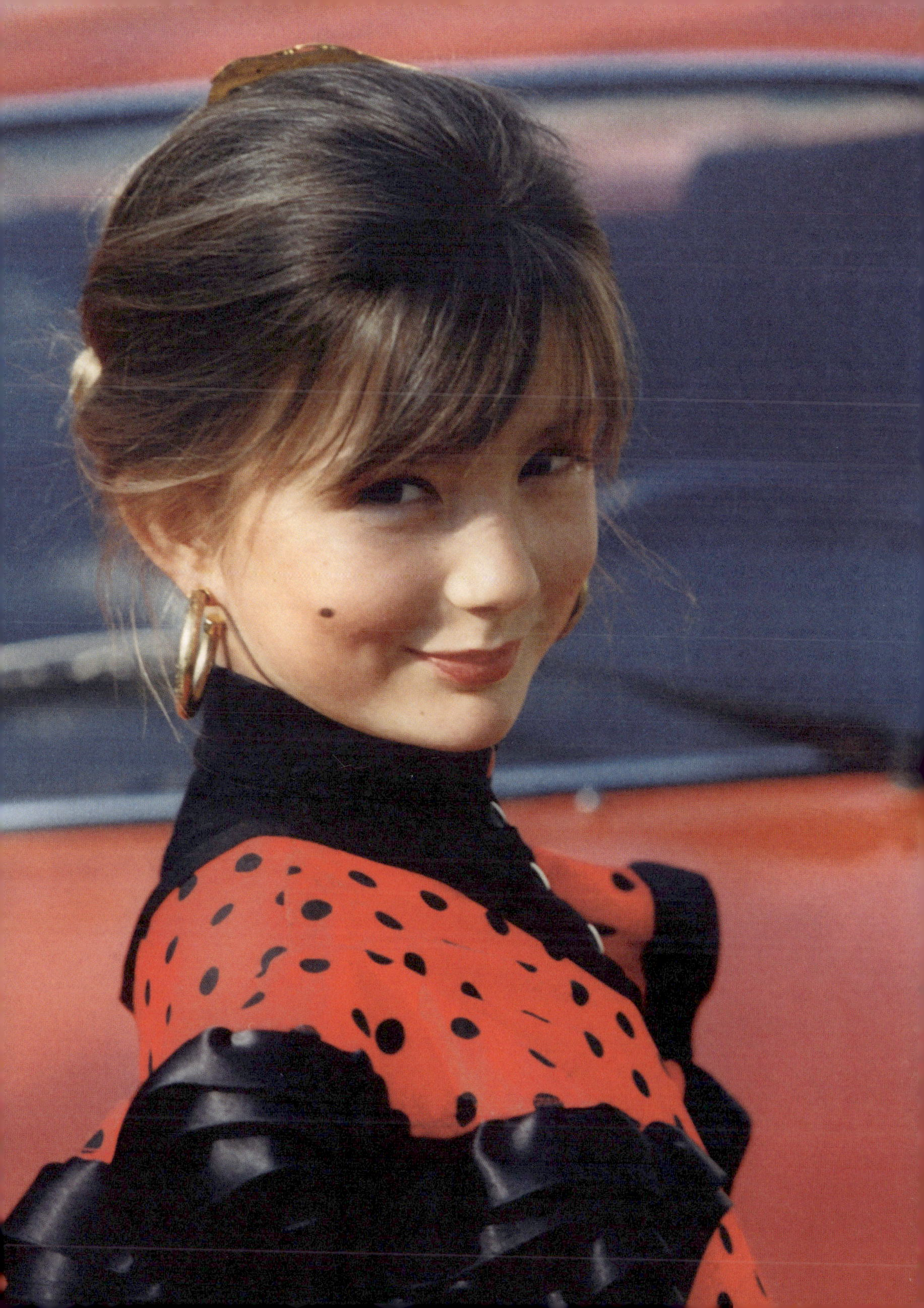

notre demande avec une emphase assumée – « Maman chérie d'amour que j'aime jusqu'aux étoiles et pour la vie entière même après la mort, est-ce qu'Audrey peut venir dormir à la maison ce soir steuplait, sa mère est d'accord et nous ferons la vaisselle entièrement » –, puis nous dessinions des cœurs et des fleurs de toutes les couleurs. Et cela fonctionnait, évidemment. L'été, je me rappelle que nos parents nous grondaient parce que, selon eux, nous étions toujours fourrées les unes chez les autres et qu'ils ne nous voyaient plus. Nous ne partions pas en vacances, puisque nous étions déjà en vacances, comme les enfants des campagnes qui ont la chance de jouir d'une nature luxuriante et d'une piscine municipale. Mais au mois d'août, j'allais rendre visite à ma Mamie Jackie au Pays basque. Au programme, plage tous les jours, et spectacles de danse que je lui imposais tous les soirs dans

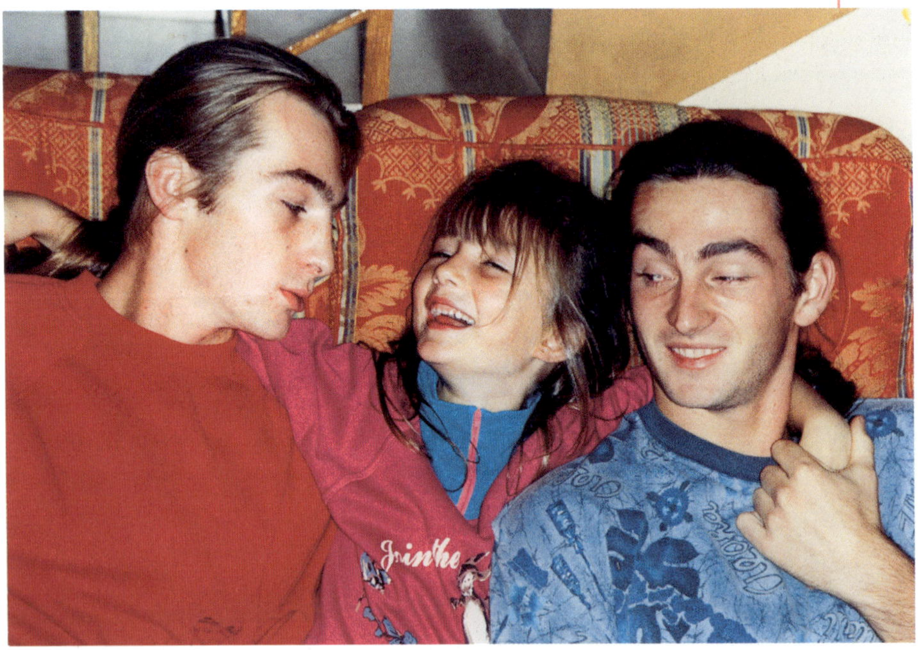

son salon exigu. Côté bande-son, je restais dans la variété française en gesticulant frénétiquement sur *Les Lacs du Connemara* de Michel Sardou et en réalisant des adages sur du Cabrel. Mais mon maître était Michael Jackson dont j'écumais le répertoire qui m'inspirait et m'inspire toujours autant. Patiente et amusée, elle me regardait sans se lasser. Et j'en profitais. J'oubliais tout en dansant. Alors aujourd'hui, la coach sportive que je suis en est certaine. Les enfants, quel que soit leur milieu social, riches, pauvres, tristes, heureux·ses, seul·e·s ou entouré·e·s, souffrant de handicaps ou pas, devraient toutes et tous avoir accès à la danse, au sport et/ou au théâtre. C'est une précieuse clé du bien-être, et cet accès à la culture devrait être généralisé, cela sauverait bien des destinées. Aujourd'hui, je me sens très satisfaite quand une élève, quel que soit son âge, qui n'a jamais eu accès au sport en dehors de l'école ni à la danse enfant, et qui par la suite ne s'en est jamais sentie capable, trouve dans mes cours un bonheur inédit. Une nouvelle façon d'utiliser son corps, une sensation de bien-être au quotidien, plus d'assurance...

« Les enfants, quel que soit leur milieu social, riches, pauvres, tristes, heureux·ses, seul·e·s ou entouré·e·s, souffrant de handicaps ou pas, devraient toutes et tous avoir accès à la danse, au sport et/ou au théâtre. C'est une précieuse clé du bien-être, et cet accès à la culture devrait être généralisé, cela sauverait bien des destinées. »

Quelle joie, et en même temps, il me semble désolant que cette révolution physique et spirituelle ne s'opère que si tard, parfois pas avant la soixantaine. Car s'il arrive que les cours d'EPS révèlent des goûts pour l'activité physique en général, nombreux sont celles et ceux pour qui c'est une corvée. Et qui, par conséquent, pensent ensuite tout au long de leur vie être incapables de faire du sport, ne pas être fait·e·s pour ça. Je faisais partie de ces derniers. En CM1, j'avais un blocage, j'étais incapable de sauter une haie. Ma maîtresse m'isolait à chaque cours pour que je m'entraîne à sauter par-dessus un pot de fleurs. Un peu plus tard, j'ai développé ma peur du ballon, et avec, celle de mes camarades doué·e·s pour le lancer avec vigueur. À l'athlétisme, je préférais les discussions, au handball, les chorégraphies. Alors, quand des années plus tard j'ai annoncé à mes ami·e·s d'enfance que j'allais passer mon diplôme d'État pour être coach sportive, elles et ils ont ri. Et moi aussi, il faut dire. Mais j'ai réussi, et aujourd'hui je peux me considérer comme une sportive. Je n'en reviens toujours pas. Oui, on peut être la risée de sa classe en EPS et devenir une férue de yoga, un fan de trail ou une addict au fitness. L'essentiel est de trouver la discipline qui nous convient. Et je vous l'accorde, cela peut prendre un certain temps. D'abord, je pense qu'il est bon de faire confiance à son intuition, et de se laisser guider vers la pratique sportive qui nous fait envie. Ensuite, la règle d'or, c'est de se fixer des objectifs raisonnables. S'inscrire à un marathon un mois seulement après ses débuts en course à pied par exemple n'engendre que pression, risque de blessures mais aussi démotivation. L'idéal est de se laisser le temps de progresser, en y allant à son rythme et en écoutant son corps. On n'arrive pas à récupérer avec trois séances hebdomadaires de fitness ? Ce n'est pas grave, on s'en tient à deux pour le moment.

« L'idéal est de se laisser le temps de progresser, en y allant à son rythme et en écoutant son corps. »

Tout est une histoire d'équilibre. Pour tout vous dire, dès mes premières années de danse, j'ai su m'auto-évaluer. J'ai toujours su que la technique n'était pas mon point fort, peut-être aussi parce que je n'ai pas commencé mon apprentissage par la danse classique. Mes sauts n'étaient pas suffisamment explosifs, mes pas de bourrée pas assez propres, ma souplesse très médiocre. Mais ces constats ne m'ont jamais abattue, car ce qui m'importait, c'était de m'amuser. *A posteriori*, je suis fière de la petite fille que j'étais car il m'en fallait

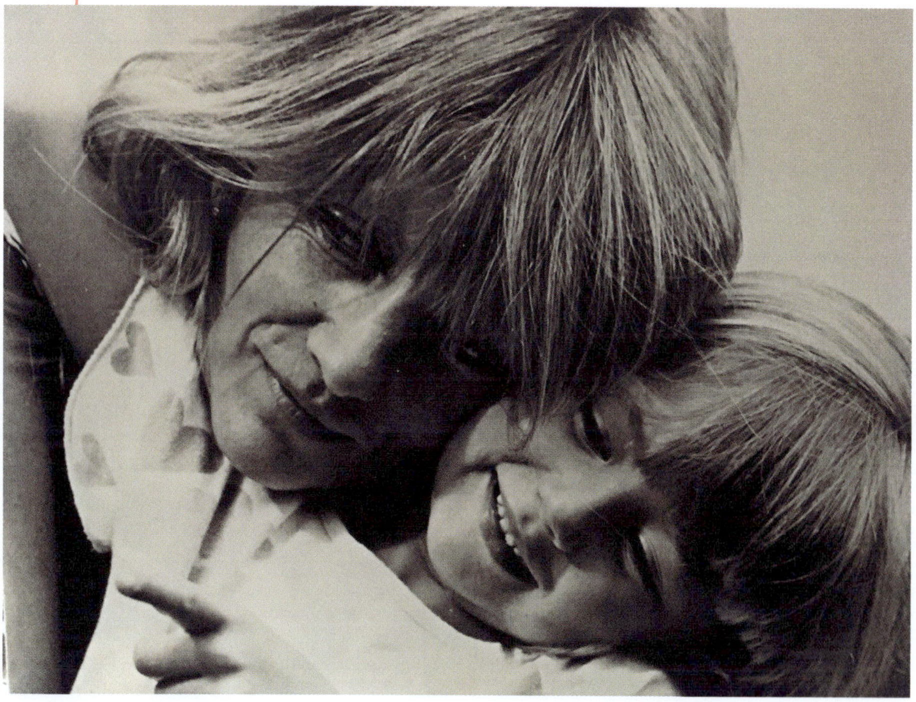

plus pour me démotiver. Et j'avais confiance en moi, car conscience de mon désir de me faire plaisir. Je savais que c'était ce qui comptait, je n'ai jamais prétendu à un quelconque concours car je me savais trop moyenne et lorsque, quelques années plus tard, ma professeure de jazz m'a proposé un solo sur scène pour le gala de fin d'année, en me précisant « la technique, ce n'est pas ton truc, mais tu as quelque chose, tu peux le faire », j'étais la plus heureuse. Ce petit quelque chose qu'on a en nous, c'est un vécu qui transpire dans les gestes, des combats qui se lisent dans les regards, une confiance qu'on a mis longtemps à acquérir et qui se reflète dans une posture, une résistance à l'effort qui témoigne de la force, des hanches qui roulent et un visage illuminé par un sourire qui en disent long sur le désir de lâcher prise. Et si j'aime tant mon métier de coach, c'est parce qu'il me révèle des parcours de vie et des âmes autant qu'il me fait vivre des moments de sport intenses. Et ça, c'est très précieux pour moi.

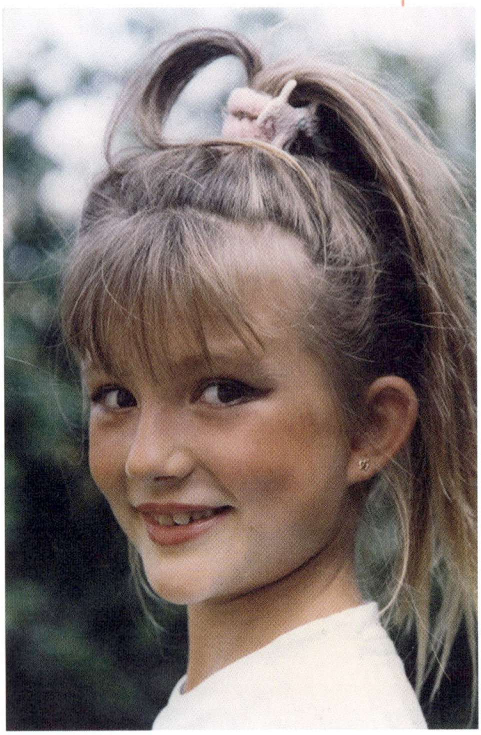

Afro Jazz Street

Déjà, à l'adolescence, de nouvelles rencontres mettaient en lumière des aspects de la danse qui m'étaient inconnus. Me voilà vibrante pour l'art, et bientôt en admiration pour une troupe de danseurs qui l'exercent. « Venez faire du breakdance, de l'afro jazz et du hip-hop à Bordeaux avec les danseurs de Tribal Jam », scande un jour, alors que j'ai 13 ans et demi, une annonce sur ma radio hip-hop locale préférée, Black Box. Tribal Jam, c'était un groupe bordelais de RnB que j'aimais beaucoup et qui jouissait d'une certaine popularité nationale à l'époque. Alors quand j'ai su qu'ils pouvaient devenir mes professeurs de danse, j'ai foncé.

Ma mère, toujours dévouée, a commencé à m'emmener trois fois par semaine dans leur studio, qui était en plein centre-ville, donc à trente-cinq minutes de notre paisible village. Je me rendais compte de ce que ça lui coûtait, d'autant plus que, certains soirs, nous n'arrivions chez nous qu'à 22 heures car mes cours finissaient toujours un peu plus tard que prévu. Je me rappelle mon premier jour chez Afro Jazz Street, quand Piroger m'a reçue. Piroger Bakambo, *alias* « Pita » pour les proches, un danseur extraordinaire spécialiste de l'afro jazz, ancien danseur de ballet et de hip-hop qui sait mieux que personne mixer les disciplines pour créer un rendu hybride et détonnant.

« Je peux t'appeler Benoit ?, m'a-t-il demandé avec un immense sourire.

— Va pour Benoit », ai-je répondu un peu intimidée par sa voix rauque et ses muscles saillants.

Je ne savais pas encore que ce serait ce nom qu'il crierait quand, selon lui, je ne me donnerais pas suffisamment lors de nos répétitions. Il m'a présenté Aïcha, sa femme, une danseuse contemporaine merveilleuse, mais aussi Joseph, un des membres du groupe de musique donc, qui chantait aussi bien qu'il dansait, ou encore Bouba, qui n'en était qu'aux prémices de sa carrière internationale.

Ce jour-là, j'ai compris que j'allais m'immerger dans un monde qui allait me transformer, m'enrichir, me faire grandir. Vite, très vite. À partir de ce moment-là, j'allais au collège, mais mon cœur ne vibrait plus que pour mes cours de danse chez Afro Jazz. Je m'y rendais aussi le week-end afin d'observer l'ensemble des danseurs et danseuses qui y passaient. Déjà fanatique de hip-hop depuis mes 10 ans, je découvrais toute l'étendue de cette culture, de la musique en passant par la danse, le graf ou le deejaying. J'ai tenté à un moment de m'initier au breakdance. Ça a été un échec, car je ne me sentais pas à l'aise avec cette pratique qui se réalise beaucoup au sol. Mon truc, c'était vraiment l'afro jazz que Piroger m'enseignait. J'aimais ce mélange de jazz pur, de danse africaine et de hip-hop qui me permettait d'aller puiser des émotions et une force physique que je n'avais jamais ressenties. On dansait sur toutes les musiques que j'écoutais : Michael Jackson, Whitney Houston, les Boyz II Men... Je me rappelle l'excitation qui régnait dans le studio le jour où le chanteur français Matt Houston venait de sortir son premier album, *R&B 2 Rue*, un ovni musical à l'époque. On avait une cassette qu'on écoutait toute la journée, du matin au soir, et qu'on copiait sans cesse pour que tout le monde reparte avec son exemplaire.

« Déjà fanatique de hip-hop depuis mes 10 ans, je découvrais toute l'étendue de cette culture, de la musique en passant par la danse, le graf ou le dejaying. »

Aujourd'hui, tous ces souvenirs reviennent dès lors que j'entends un des titres de ce MC. Et ce qui m'émeut encore beaucoup quand j'y pense, ce sont les soirs de gala, qui avaient lieu au mois de juin au théâtre Fémina à Bordeaux. Je me souviens des coulisses, du bois noir de la scène qui craquait, et de nos prières avant d'y monter. En cercle, on se tenait tous les mains, on se disait qu'on allait tout donner et on se remerciait mutuellement pour tout ce qu'on s'était apporté durant l'année.

Ces moments comptent parmi les plus intenses de mon adolescence. De petite fille, ils m'ont fait devenir jeune femme, et m'ont ouverte à tout un univers qui m'était inconnu dans ma petite campagne. C'est à cette période, vers mes 15 ans, que j'ai ressenti le besoin de reprendre les cours de danse classique que j'avais délaissés deux années plus tôt. Je n'étais pas particulièrement douée car je ne m'y étais mise qu'à l'âge de 9-10 ans, mais j'appréciais les bases et la rigueur que le ballet m'apportait. Je prenais des cours à quelques pas de mon lycée, dans le Vieux Bordeaux. En y entrant, j'avais laissé tomber le théâtre pour pouvoir suivre davantage de cours de danse.

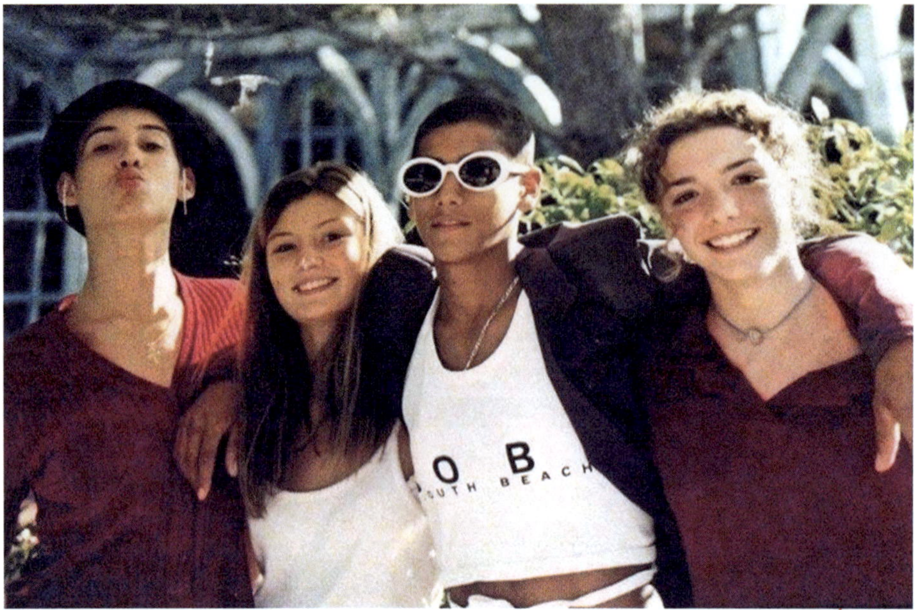

Et puis j'ai rencontré mon premier amour, Tristan, qui était dans une classe au-dessus de la mienne. Ça a été le début d'une belle histoire qui a duré trois ans, de mes 14 à mes 17 ans. Mes parents l'adoraient et vice versa, et ils m'ont laissé beaucoup de liberté avec lui. Nous vivions la semaine chez ma belle-mère qui habitait à côté de notre lycée, et le week-end nous allions chez mes parents. Avec le recul, je me dis qu'il en fallait de la confiance pour me laisser vivre ma vie de façon aussi libre, aussi jeune. C'est vrai qu'hormis quelques nuits où j'ai fait le mur ou une journée où j'ai séché l'école, j'étais plutôt du genre sérieuse. Alors mon père et ma mère étaient rassurés et me laissaient vivre comme une jeune femme, pas comme une ado. Je leur en suis reconnaissante car cela m'a permis de prendre rapidement mon envol et de devenir très indépendante. Aujourd'hui, cette notion est toujours aussi importante à mes yeux. Je mène ma barque seule, j'en ai besoin, je fonctionne comme ça. Premiers émois, premières vacances à deux, la passion s'installe et me fait oublier la danse à l'aube de mes 17 ans. Je ne la reprendrai jamais.

J'ai remarqué que souvent, à cette période, les jeunes abandonnent leurs loisirs. Et je comprends, car c'est un moment où la soif de vivre des choses nouvelles est plus forte que tout. C'est la raison pour laquelle je repense à mon adolescence avec autant de nostalgie, même si elle n'a pas été toujours simple. Qui suis-je vraiment ? Comment dois-je me comporter avec les autres pour qu'ils m'aiment ? Quel va être mon avenir ? Comment faut-il être pour devenir quelqu'un de bien ? J'étais taraudée par ce genre de questions. Et j'en cherchais les réponses dans mon lit en m'endormant, ou en faisant scrupuleusement les tests proposés dans mon magazine préféré de l'époque, *20 ans*. Aujourd'hui, je regarde les ados avec une immense affection, dans le métro, sur les bancs publics, dans les fêtes où je les croise. Leur liberté et leur futur en page blanche m'émeuvent profondément. Leurs styles vestimentaires me rappellent mes propres tentatives d'être une bête de mode – j'affectionnais tout particulièrement les yeux charbonneux et les vêtements noirs mi-gothiques mi-cagoles –, j'aime quand elles ou ils parlent fort pour avoir la sensation d'exister davantage, et je suis bouleversée par les couples qui essaient timidement de se prouver leur amour.

La crise de l'adolescence, je ne l'ai pas connue, et surtout, je n'avais pas intérêt à la faire, car mes parents ne l'auraient pas supportée plus de quelques heures. Avec eux, il fallait que ça file droit. Ils étaient aimants, tendres et joyeux, mais à la moindre insolence la réaction ne se faisait pas attendre. Je me rappelle avoir monté les escaliers quatre à quatre à une vitesse impensable, propulsée par un coup de pied aux fesses de mon père. Quant à mes notes, celles en dessous de 14/20 me valaient des rictus qui signifiaient leur déception. Mais comme j'adorais l'école et que j'étais studieuse, ça n'arrivait que rarement. Jusque sur les bancs de la fac et encore aujourd'hui, apprendre et faire des devoirs reste une passion. C'est d'ailleurs une des raisons pour lesquelles je pense que je suis devenue journaliste. Mener une enquête, argumenter, puis écrire un texte limpide et précis m'évoque, d'une certaine manière, mes années d'école.

Au lycée, j'étais plutôt calme, et je menais une vie de couple apaisée. J'avais écumé le Macumba, une boîte de nuit de la banlieue bordelaise l'année de mes 14 ans (la raison pour laquelle je faisais le mur), alors la vie conjugale me semblait une suite douce et plus adulte. Certes, je n'ai pas connu les effusions habituelles d'une bande de lycéen·ne·s, mais les rares ami·e·s que je me suis fait·e·s à cette période le sont toujours aujourd'hui.

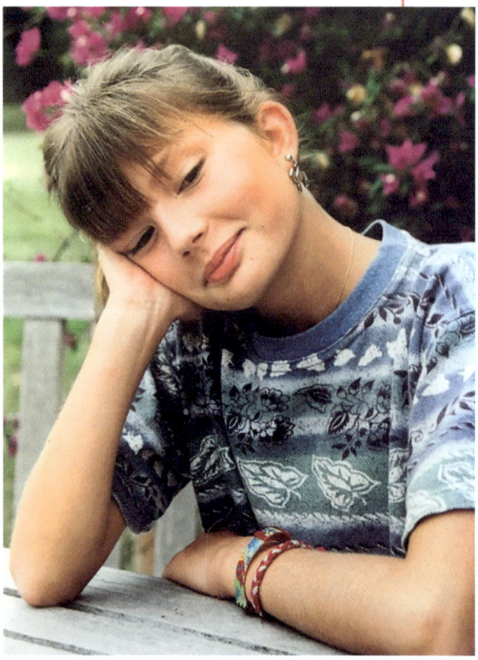

En seconde, j'ai découvert, encore un peu plus qu'au collège, la malveillance de certaines filles à mon égard. Déjà blonde, déjà adepte de tenues qui moulaient mon corps filiforme, plutôt à l'aise avec tout le monde, je m'attirais les foudres d'un petit groupe de copines de classe dont j'interceptais de temps à autre les petits mots qu'elles s'échangeaient, et qui avaient pour thème ma prétendue virginité ou l'éventuel lifting des paupières que j'aurais fait l'été passé, à 14 ans donc. Bien sûr, leurs moqueries m'affectaient, jusqu'aux premiers mois de notre première littéraire où elles sont venues s'excuser, toutes ensemble, en me disant que j'étais une fille bien et qu'elles s'en voulaient. C'était la dernière fois que j'ai dû faire face à de la malveillance féminine, du moins, que j'acceptais de la remarquer.

Un peu plus tard, à l'université, je suis devenue hôtesse d'accueil. J'écumais les congrès, les salons de l'automobile, les boîtes de nuit, toujours avec une dizaine de filles de mon âge, et jamais je n'ai rencontré de soucis, bien au contraire. Aujourd'hui, je travaille avec des femmes dans les rédactions, j'écris pour des magazines féminins quasi exclusivement, et je ne donne des cours qu'à des femmes. Et j'aime leur compagnie plus que tout. Quant à ma communauté sur les réseaux sociaux, elle est exclusivement féminine et particulièrement bienveillante.

Mais de cette année de seconde, j'ai gardé durant quelques mois les séquelles de ces moqueries et d'un autre épisode que vivent hélas bien des jeunes filles. Puisque je rentrais tard de mes cours de danse plusieurs fois par semaine, vers 22 heures, mes parents étaient déjà couchés et une assiette m'attendait dans le micro-ondes. Sauf que manger seule ne me motivait pas vraiment, et que j'étais en plein dans cette période où l'on veut se tester, soi, ainsi que les limites de son corps. Alors j'ai décidé de ne plus manger le soir. Mêlée à une passion pour les top models (on est au tout début des années 2000 et les murs de ma chambre sont tapissés de posters de Kate Moss, Laetitia Casta et Naomi Campbell), cette habitude m'a menée à une anorexie qui a duré plusieurs mois. Le matin, je prétendais être trop en retard pour prendre un petit déjeuner, le midi, chez mon petit copain, j'avalais un pot de substitut de repas à la vanille que je piquais à ma mère. Une fois, j'ai tenté de me faire vomir avec une brosse à dents et du papier toilette. Ça a été un échec, alors je n'ai jamais recommencé. Mes parents n'y ont vu que du feu, ou peut-être bien qu'ils n'ont jamais voulu voir la réalité en face. Un jour, au lycée, alors qu'on montait les escaliers pour rejoindre nos classes respectives avec nos copains et Tristan, ce dernier m'a lancé en me regardant : « Eh, ma chérie, bois de l'huile un peu, non ? Tu vas finir par disparaître là ! »

Cette phrase m'a suffi pour cesser mon expérience de petite fille riche qui voulait flirter avec ses névroses et avec la maladie. Dès le midi, j'ai retrouvé mon appétit légendaire qui ne m'a plus jamais quittée. Outre cette expérience, ma relation avec la nourriture n'a jamais été conflictuelle. Cependant, mes parents étaient des férus de viande rouge. Nous en mangions le midi et le soir, et ma mère la faisait à peine cuire, à tel point que sa chair, parfois, restait froide. Jusqu'à mes 14 ans, je la mangeais sans rechigner, mais sans plaisir aucun. Et puis un beau jour, j'ai décidé de ne plus me forcer, et je l'ai annoncé à mon père et ma mère, médusés. Les premiers mois, j'ai continué à consommer du foie gras et du poulet, puis je les ai retirés peu à peu. Cela fait donc vingt-et-un ans que je n'ai plus avalé de viande, et ça ne me manque pas du tout. Aujourd'hui, je suis connue pour être une coach sportive qui dévore des burgers végans, des frites et des Chocapic, et qui boit de la bière et du vin. Si je le peux, c'est d'abord parce que j'ai un métabolisme qui me le permet. Ensuite, c'est grâce à mon héritage familial, dont j'ai tiré cette notion que j'aime appeler l'« épicurisme raisonné ». Si mes grands-mères et ma grand-tante étaient très minces, elles mangeaient et buvaient sans se priver. Ma tatie Odette, qui est décédée l'année dernière à 101 ans, m'a donné le goût de la nourriture que la cheffe Hélène Darroze nomme « rondelette ». Purée de pommes de terre au beurre et à la crème fraîche, riz au gruyère, éclairs au chocolat... Grâce à elle, je suis gourmande et quelque peu régressive avec mes passions pour les plats préférés des enfants. Maminou, qui nous a quittés il y a deux ans à 98 ans, aimait plus que tout le champagne, les biscuits apéritifs et le pain au beurre. J'ai pris le pli et, comme elle, je demande du pain et du beurre au restaurant avant de commander. Quant à Mamie Jackie, qui a 94 ans et qui jusqu'à l'année dernière ne manquait pas ses deux cours de gym et sa marche en montagne hebdomadaires, elle continue de se faire ses tartines au miel le matin et de boire son verre de rouge à chaque repas, ainsi que son whisky et sa pipe le soir. Leur point commun ? À l'instar de ma mère, elles se font plaisir sans aucune culpabilité et ne consomment que des bons produits. Chez mes parents, il n'y a jamais eu de coca, de jus ou de plats industriels. En revanche, j'avais le droit d'avaler ma demi-boîte de Chocapic le matin et ma demi-baguette au Nutella au goûter. Grandir, ça creuse. Aujourd'hui, ma mère se trouve toujours « 2/3 kilos à perdre », cuisine ses bons petits plats à base de légumes et de poissons frais, mais dévore des profiteroles à la moindre occasion. C'est cet équilibre sacré que les femmes de ma famille m'ont transmis. J'ai conscience, et de plus en plus grâce aux témoignages des femmes de ma communauté, qu'il est précieux. C'est la raison pour laquelle j'essaie de le transmettre au maximum. Je sais à quel point les femmes souffrent de dysmorphophobie, de troubles alimentaires, d'excès de contrôle avec la nourriture, et ce tout au long de leur vie. En tant que coach, j'essaie de partager cette notion d'équilibre qui, à mon sens, est la clé du bien-être. Car je suis persuadée qu'une pêche melba est mieux digérée par l'organisme quand elle est dégustée avec plaisir et sans culpabilité.

« Aujourd'hui, je suis connue pour être une coach sportive qui dévore des burgers végans, des frites et des Chocapic, et qui boit de la bière et du vin. »

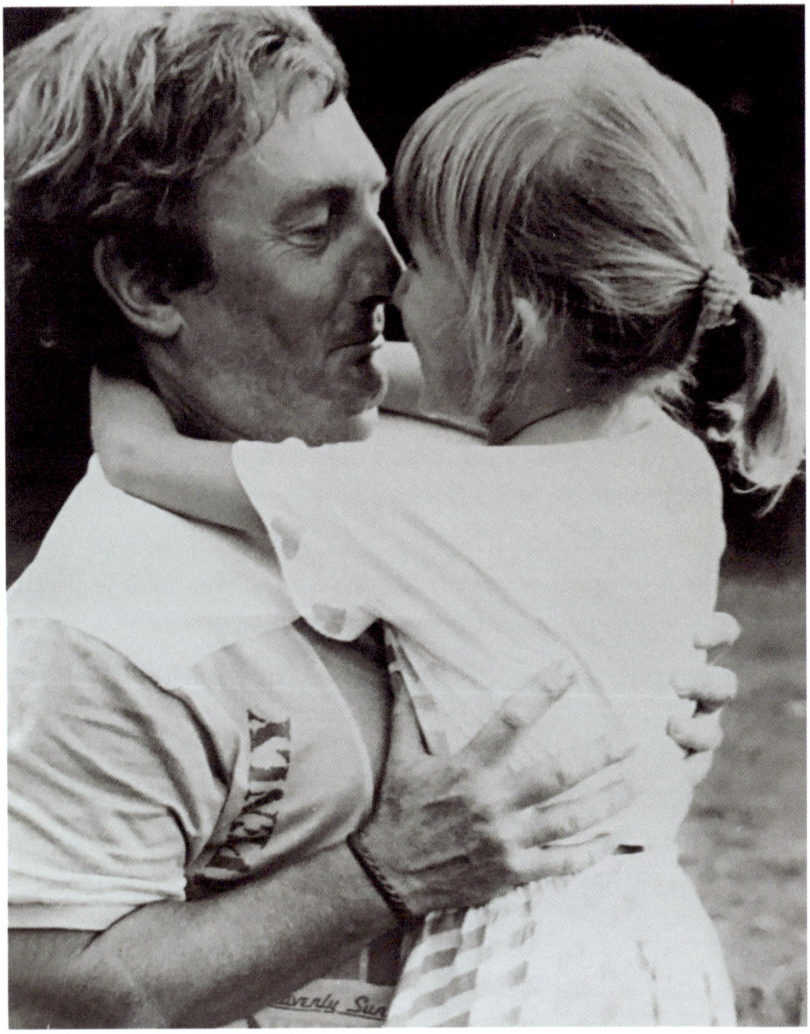

La vie étudiante

Mon bac en poche, j'ai décidé d'aller chercher un job d'été de barmaid sur la côte sud-ouest, à Lacanau. J'avais l'habitude de travailler au mois d'août depuis mes 14 ans, pour faire les vendanges vertes. Accroupi·e·s, on déleste les pieds de vigne des grappes de trop afin que les raisins mûrissent le mieux possible. Dans la région, il est courant que les jeunes fassent ce petit boulot. Quand ma mère m'y a poussée, je suis allée postuler dans le château le plus proche de la maison, à quelques mètres, et bien que les journées soient éreintantes, j'y prenais du plaisir. Logique, puisque ma mère a réussi à m'insuffler très tôt cette force de travail qu'elle a toujours eue en elle. À 17 ans, elle se faisait émanciper par son père, partait de la maison avec 50 francs et, quelque temps plus tard, elle ouvrait sa première boutique d'antiquités rue Notre-Dame à Bordeaux. Elle en a eu neuf au total, et travaille encore à ses heures perdues aujourd'hui, à 73 ans.

C'est donc dans cette petite station balnéaire que j'ai vraiment pris conscience de mon caractère de bosseuse. Je travaillais au Onze, une boîte de nuit connue des gens du coin et des touristes. Vers 15 heures, nous commencions la mise en place des bars jusqu'à 18 heures, où nous allions faire la tournée des bars avec tout le staff pour promouvoir la soirée, avant d'aller dîner toutes et tous ensemble. Ensuite, nous servions la clientèle en dansant et en enflammant le bar, au sens propre comme au figuré, jusqu'à 5 heures du matin. Ça a été le début de ma carrière de barmaid, qui a duré jusqu'à la fin de mes études et même après, lors de mon arrivée à Paris en 2008.

Pourquoi avoir choisi ce job en particulier ? Avec le recul, j'analyse ce choix de la même manière que bien d'autres que j'ai eu à faire. J'ai toujours écouté mes envies et mes intuitions. Et il se trouve que ces dernières m'ont toujours menée à faire les activités les plus épanouissantes pour moi. Or, travailler derrière un bar rassemblait moult points positifs : cela me permettait de m'amuser et de faire la fête tout en gagnant de l'argent. Maligne, j'ai opté pour le comptoir pendant six ans au total, enchaînant même, pendant mes deux années de Master, le service de nuit avec celui d'un after, jusqu'à midi. Je me souviens de mon père, d'habitude peu démonstratif avec moi, lorsqu'il me rendait visite avec ma mère dans les bars ou les boîtes où je travaillais. Fier de sa progéniture, il me regardait déambuler, blaguer avec les client·e·s et concocter des cocktails. Il faut dire qu'il était lui-même de nature très fêtarde, je tiens sans doute beaucoup de lui. Et de ma Mamie Jackie aussi, qui s'est toujours vantée, quand je l'accompagnais boire son café le matin, d'être « une femme de comptoir ». Mais derrière ce choix de travail, je vois, en vieillissant, bien plus qu'un désir d'étudiante qui souhaite gagner sa vie sans trop se fouler et dans la joie. Non, je crois que j'aime plus que tout la vie, et qu'instinctivement, je me dirige toujours vers des voies qui m'apportent de la plénitude, du confort et qui me rendent heureuse.

« J'ai toujours écouté mes envies et mes intuitions. Et il se trouve que ces dernières m'ont toujours menée à faire les activités les plus épanouissantes pour moi. »

Plus tard, j'espère transmettre cela à mon fils, et c'est un conseil que je donnerais à tou·te·s les jeunes. Suivez vos désirs, votre intuition, faites-vous confiance, et vous irez dans la bonne direction, celle qui est faite pour vous. Quant aux études, j'ai mené ma barque de la même manière. Je ne me rappelle pas avoir réfléchi à ce que je voulais faire après le lycée, je me suis dirigée très naturellement vers une fac de lettres modernes, parce que le français me passionnait, que j'étais douée, et que je n'ai pas imaginé une seule minute faire autre chose. La première année, j'ai décidé de profiter de la vie, et je suis allée à la fac en dilettante. J'ai validé le peu de matières que j'avais suivies en cours, et je m'y suis vraiment mise l'année d'après, alors que je redoublais.

« Suivez vos désirs, votre intuition, faites-vous confiance, et vous irez dans la bonne direction, celle qui est faite pour vous. »

Il faut dire qu'à cette période, ma vie était mouvementée. J'avais rencontré un jeune homme avec qui je m'entendais très bien. Alors qu'on vivait la passion des premiers mois et qu'une jolie histoire semblait s'offrir à nous, ce dernier a été incarcéré à la prison de Gradignan, à côté de Bordeaux. Il était mis en cause dans une histoire de faux chèques qui ne m'a jamais intéressée et dont je n'ai jamais vraiment su les tenants et les aboutissants. Il n'était pas loquace sur le sujet, et je ne l'ai jamais jugé. Toujours est-il que durant douze mois, je me suis rendue à la maison d'arrêt trois fois par semaine. Seule, je prenais mes rendez-vous de parloir, je lui faisais son linge et je le lui ramenais. L'attente, le bruit des clés, le bruit tout court, m'ont hantée pendant plusieurs années. Sur le coup, lui rendre visite n'était pas douloureux, au contraire, puisque c'étaient les seuls moments où je passais du temps avec mon amoureux. Mais, *a posteriori*, l'univers carcéral m'a marquée, à tel point qu'aujourd'hui j'ai décidé de m'immerger dans une prison pour y réaliser un documentaire, mais aussi d'y donner des cours pour les femmes en tant que bénévole. Je vous en reparlerai.

L'année d'après, je me suis remise sur les rails. Charmée par le moyen français, le latin et la linguistique, j'ai adoré mon cursus scolaire et j'ai décidé, après la licence, de bifurquer en Master d'ingénierie culturelle, histoire de l'enrichir avec un peu d'art. Là aussi, la découverte des politiques culturelles françaises et de l'organisation d'événements de théâtre ou de musique m'a passionnée, mais l'écriture me manquait, alors j'ai vite compris que, comme je le répétais depuis ma plus tendre enfance, je serais journaliste. Il y a quelques mois, j'ai regardé un documentaire merveilleux, *Adolescentes*, de Sébastien Lifshitz. Dans ce film, on voit deux amies évoluer de l'enfance jusqu'à l'âge adulte. J'ai été bouleversée de voir ces deux parcours en accéléré de jeunes femmes si fortes et si différentes. Mais j'ai été révoltée lorsque j'ai appris qu'avec le nouveau fonctionnement que propose Parcoursup les jeunes, aujourd'hui, n'ont plus la facilité comme nous nous l'avions de suivre le cursus qu'elles ou ils souhaitent après le bac. L'été dernier, en accompagnant mon filleul dans ses démarches d'inscription, j'ai vécu à ses côtés les difficultés, les refus et les déceptions qui vont avec. Reste à s'adapter, et à faire avec les établissements qui les acceptent.

« Mais j'ai été révoltée lorsque j'ai appris qu'avec le nouveau fonctionnement que propose Parcoursup les jeunes, aujourd'hui, n'ont plus la facilité comme nous nous l'avions de suivre le cursus qu'elles ou ils souhaitent après le bac. »

Mon Master en poche, je suis partie en stage à Paris chez 5 *Styles*, un magazine de culture urbaine gratuit. J'ai sous-loué mon appartement du Vieux Bordeaux, mais je savais que je ne reviendrais pas. Si j'aimais ma ville, j'avais la sensation d'en avoir fait le tour et Paris et ses grandeurs m'attiraient depuis toujours. Je me suis installée chez mon amie Christelle dans le 19e arrondissement, un quartier dans lequel je vivrais durant plusieurs années et que j'affectionnerais pour toujours. Ma nouvelle vie me plaisait beaucoup, je découvrais la capitale de jour comme de nuit, ses bars, ses canaux et ses rues devenaient familiers. J'aimais son effervescence, j'en ai besoin encore aujourd'hui. Je reste une fille de la campagne et j'adore la nature, mais je ne pourrais plus vivre ailleurs que dans une grande ville. Au travail, j'apprenais à écrire des articles, et j'écumais les événements hip-hop. Les bureaux se trouvaient à Montreuil, au sein du siège d'une marque de vêtements street wear très à la mode. Le matin, je prenais mon café au PMU du coin, et je tendais l'oreille. Au milieu du brouhaha, je percevais des récits d'anecdotes qui me rappelaient *Brèves de comptoirs*, un livre que mon père lisait et relisait. Là, je me suis dit que j'étais bien sa fille. Moi aussi, ces phrases parfois hilarantes, souvent percutantes, et qui donnent la température de ce qui se passe dans la société, me régalaient. J'aimais l'ambiance des cafés, le tintinement des tasses, les journaux posés sur le comptoir et tachés par le gras d'un croissant, les ouvriers, les instits et les marchands d'art qui s'y retrouvaient avant de débuter leur journée. Au milieu des gens, je m'imaginais en Émile Zola qui puise son inspiration pour écrire des chefs-d'œuvre. Je me rêvais écrivaine, mais je devais d'abord apprendre à rédiger correctement des articles.

Je travaillais entourée de garçons, tous plus âgés que moi, et ça ne me posait pas de problèmes puisqu'ils étaient très respectueux. Après 5 *Styles*, j'ai enchaîné les stages et les piges dans des magazines de musique hip-hop. Je me retrouvais régulièrement dans des caves ou des studios lugubres avec pour seule compagnie des rappeurs. Or, je vais décevoir celles et ceux qui ont des *a priori* d'un ancien temps sur ces derniers. J'avais beau être une petite blonde et me vêtir toujours aussi près du corps, jamais l'un d'eux ne m'a fait une remarque déplacée. Il faut le dire quand c'est comme ça, parce que c'est plutôt rare, soyons honnêtes. Un jour, on m'a confié une interview du groupe Sexion d'Assaut qui sortait, il me semble, son premier album après la mixtape *Chroniques du 75*. Dans la maison de disques s'est déroulée une scène que je vivais quasiment tous les jours. Je suis arrivée, j'ai senti sur moi des regards circonspects. J'ai posé mes premières questions. Les minutes s'écoulaient et mes interlocuteurs se faisaient moins distraits, plus à l'écoute. S'en est suivi un échange riche, qui s'est conclu inévitablement par des remarques du genre « Mais en fait – soulignons le "en fait" – t'es trop forte toi ! », ou bien « C'est super intéressant la façon dont tu as mené l'interview franchement », ou encore « Mais tu es trop sympa et simple, toi, tu viens pas de Paris, hein ? ». Donc, non, le rap n'est pas une culture plus misogyne qu'une autre, je pense même que c'est pire à l'Assemblée ou au Sénat, reste qu'il y a encore beaucoup de boulot pour démolir ce patriarcat qui a la peau dure.

En tant que femme, cette période a été très enrichissante pour moi, dans le sens où j'ai appris à m'assumer encore un peu plus. Sachant que je me retrouvais souvent au milieu d'hommes et dans un milieu réputé macho, j'aurais pu tenter de me dissimuler derrière des vêtements plus amples ou une couleur de cheveux moins tape-à-l'œil, j'y ai songé. Mais j'ai continué à être qui j'étais sans me soucier du qu'en-dira-t-on, alors que j'étais encore jeune, fragile et très immature émotionnellement parlant. *A posteriori*, j'en suis très fière. Et je suis ravie que, depuis, les choses ne cessent de bouger pour nous les femmes. Quand j'étais journaliste hip-hop au début des années 2000, on avait Diam's, Wallen, Princess Aniès, Casey et quelques autres artistes ultra-talentueuses. Aujourd'hui, elles sont encore plus nombreuses à sortir de l'ombre et à nous faire vibrer en s'assumant à 100 % à l'instar de Meryl, Yseult ou Le Juiice. Et grâce au mouvement du Body Positive, le monde de la mode évolue lui aussi, doucement mais sûrement, en mettant en lumière des profils qui sortent de cette norme fade et lassante qui prône la minceur, la blancheur et le tout lisse.

« Le rap n'est pas une culture plus misogyne qu'une autre, je pense même que c'est pire à l'Assemblée ou au Sénat, reste qu'il y a encore beaucoup de boulot pour démolir ce patriarcat qui a la peau dure. »

Mais, à 23 ans, j'étais encore loin d'avoir acquis une réelle confiance en moi et la solitude dans cette ville que je découvrais avait parfois raison de mon moral. D'autre part, trouver des piges s'avérait difficile, d'autant que la période était mauvaise pour la presse hip-hop. Je ne le savais pas encore mais, dans peu de temps, bon nombre de magazines pour lesquels j'écrivais auraient disparu. Pour pallier le manque de la danse, je me suis inscrite dans la salle de sport qui se trouvait rue de Crimée, pile devant chez moi.

La brûlure

Je vivais dans un petit studio de 21 mètres carrés, au 3e étage d'un immeuble qu'on aurait dit tout droit sorti de *Delicatessen*, le film de Jean-Pierre Jeunet. Sinistre et toujours dans la pénombre, il vibrait du matin au soir au son des cris de mon voisin du premier, qui souffrait du syndrome de Gilles de la Tourette. Ça ne m'empêchait pas de m'y sentir bien, et de transformer mon appartement en cocon rassérénant. Je me rendais à la salle de sport quand l'envie me prenait, une à deux fois par semaine tout au plus. J'optais pour des cours d'abdos-fessiers, dispensés par une coach très sympathique au fort accent des pays de l'Est. Parfois, je me disais qu'elle exerçait un chouette métier. Se consacrer au bien-être des gens, évoluer dans une atmosphère où règne la détente, entretenir son corps au quotidien… Voilà un programme bien plaisant, mine de rien. Mais ma réflexion n'allait pas plus loin que ce constat.

Un matin, j'ai appris, en même temps que la planète entière, que le King of Pop était décédé. C'était le 25 juin 2009, et on ne parlait pas encore des affaires de pédophilie dont a été accusée la star. Michael Jackson était mort, j'étais assommée par cette nouvelle. J'ai décidé d'aller faire un peu de vélo elliptique à la salle de sport pour me défouler. Avant, je me suis préparé un dernier thé. Alors que l'eau venait de bouillir, ma bouilloire, posée sur une petite étagère en hauteur, s'est renversée intégralement sur moi. J'ai eu le réflexe de retirer ma nuisette en satin. Ensuite, mes souvenirs sont confus. Je me rappelle surtout avoir appelé ma mère (il faut savoir que je téléphone toujours à ma mère quand j'ai un souci, y compris quand elle ne peut rien faire pour moi, étant à Bordeaux et moi à Paris), et sa réaction a été, encore aujourd'hui, source de fous rires.

« Allô, maman ? Ma bouilloire d'eau bouillante m'est tombée dessus, maman, j'ai mal ! Je fais quoi ? » Et l'intéressée de me répondre : « Tu pèles une moitié de patate, et tu la passes sur ta peau, ça va te soulager tu verras. »

« Alors que l'eau venait de bouillir, ma bouilloire, posée sur une petite étagère en hauteur, s'est renversée intégralement sur moi. »

Hélas, cette recette de grand-mère ne fonctionnera pas, étant donné que j'étais brûlée au deuxième degré sur la moitié gauche du corps, et au troisième degré au niveau de l'aine. D'après mon amie Christelle que j'aurais appelée ensuite (je n'en ai aucun souvenir à cause du choc), les pompiers qu'elle a prévenus sont arrivés quelques minutes plus tard. Après m'avoir mise sous la douche durant une dizaine de minutes, nue et sous leur surveillance (autant vous dire que je n'étais pas à l'aise), ces derniers m'ont donné leurs instructions. « Mademoiselle, on va à l'hôpital Cochin au service des grands brûlés. » Sonnée et pas encore consciente de la gravité de l'incident, je leur ai répondu avec une assurance qui me fait aujourd'hui beaucoup sourire : « Ah non, ça ne va pas être possible, je bosse dans un resto et je prends mon service à 13 heures. » Médusés, ils ont compris que je n'étais plus en état de comprendre quoi que ce soit et m'ont emmenée avec eux.

Il se trouve que je travaillais comme barmaid au *25° Est*, un restaurant de la place Stalingrad, dans le 19e arrondissement. Encore actuellement, le quartier est tristement connu pour ses toxicomanes. Et c'est à eux que j'ai pensé en premier lorsque j'ai reçu ma première injection de morphine, en arrivant à l'hôpital. Ma jambe tremblait à une rapidité incroyable, je ne la contrôlais plus, tout comme la douleur qui m'a envahie d'un coup. Quand j'ai senti la morphine se répandre dans mes veines, je me suis sentie littéralement soulevée du brancard, et j'ai pensé : « Ah, c'est donc ça qu'ils ressentent quand ils se shootent, mes voisins de quartier. » Puis mes amies sont venues me rendre visite, et ma mère est arrivée, avant de tomber dans les pommes en voyant, le lendemain, le médecin décoller ma peau en lambeaux. Bandée des mollets jusqu'à la poitrine, j'ai pensé que je ne montrerais plus jamais mon corps nu, et que personne ne voudrait plus jamais sortir avec moi. Cette idée ne m'a plus quittée durant de longs mois, d'autant que je portais jour et nuit, sauf sous la douche, une combinaison de grand brûlé avec un trou au niveau de l'entrejambe, histoire de me faciliter la vie. Si j'aime autant le 19e arrondissement, c'est parce que le melting pot culturel qui y règne m'a toujours séduite. Mais c'est aussi pour la solidarité dont mes voisin·e·s ont fait preuve avec moi. Enfants, caïds du coin, mamans, employés de sécurité du supermarché d'à côté..., toutes et tous m'ont aidée pendant des semaines à porter mes affaires jusqu'à chez moi.

« Bandée des mollets jusqu'à la poitrine, j'ai pensé que je ne montrerais plus jamais mon corps nu, et que personne ne voudrait plus jamais sortir avec moi. »

L'été, à Biarritz, chez ma Mamie Jackie, je me baignais en combi avec mon maillot de bain par-dessus. « Qu'est-ce que tu es courageuse », me disait-elle. Non, je ne l'étais pas, je n'avais juste pas d'autre choix que d'accepter ce qui m'arrivait et, surtout, j'avais conscience de ma chance car je voyais des grands brûlés défigurés lorsque je me rendais aux consultations à l'hôpital. D'autre part, c'est depuis cet événement que j'ai compris que rien n'arrive par hasard. Ça peut sembler naïf, comme croyance. N'empêche que, pour moi, cet épisode a agi comme un révélateur. Dès les premiers jours qui ont suivi l'accident, j'ai compris que j'avais perdu ma mobilité, et que pour moi, le mouvement, c'était la danse, entre autres, et que c'était essentiel à mon bien-être. Le fitness, mon inscription à cette salle, mes pensées alléchantes sur la profession de coach… Voilà, je comprenais que l'univers me révélait un chemin qui allait bouleverser ma vie. Un matin, six jours après la brûlure, je me suis renseignée sur le diplôme d'État nécessaire pour enseigner les métiers de la forme. Le midi, je suis allée à la salle de sport voir les coachs : « J'ai six mois pour préparer le concours d'entrée au BPAGFF (brevet professionnel des activités gymniques de la forme et de la force), vous m'aideriez à m'entraîner ? », leur ai-je demandé. Deux mois après, je débutais un travail de musculation et de cardio-training quatre fois par semaine. Parallèlement, je m'inscrivais en préformation pour me donner toutes les chances de réussir. Dans mon esprit, devenir coach sportive était une bonne alternative pour pallier le manque d'argent quand je n'avais pas assez de piges dans les magazines. Stupéfait·e·s par cette décision, mes ami·e·s me regardaient avec de grands yeux. « Mais, Julie, tu n'as jamais fait de sport… D'où te vient cette idée saugrenue ? »

« Dès les premiers jours qui ont suivi l'accident, j'ai compris que j'avais perdu ma mobilité, et que pour moi, le mouvement, c'était la danse, entre autres, et que c'était essentiel à mon bien-être. »

Il faut se rappeler qu'on était en 2009, et que la tendance du bien-être n'avait pas encore débuté. Même le mot « coach » n'était pas encore très courant. À l'époque, on parlait de « prof de fitness » ou d'« éducateur sportif » et le métier passait pour ringard auprès de beaucoup. C'était il y a douze ans, ce n'est pas si vieux, mais si je précise cela, c'est parce que je trouve intéressant de noter l'évolution qui s'est opérée dans le domaine du fitness et dans la société en général. Toujours est-il que, vêtue d'un large survêtement qui dissimulait ma combinaison de plus en plus usée, je me suis mise plus sérieusement au fitness.

« Même le mot "coach" n'était pas encore très courant. À l'époque, on parlait de "prof de fitness" ou d'"éducateur sportif" et le métier passait pour ringard auprès de beaucoup. »

Pour décrocher le concours, il fallait un niveau minimum en musculation avec des mouvements tels que les squats, le développé couché (le poids à soulever dépend du poids du corps, et chaque répétition vaut 0,5/20) et trois tractions. Côté cardio, à l'instar du concours des pompiers et de la police, on était soumis·es aux tests de Vameval et Luc Léger. Autant dire que pour une novice comme moi, le niveau était assez élevé. Et puis, comme on l'a tou·te·s fait, je me suis entraînée seule à la salle, en lorgnant de temps à autre quelques exercices sur Internet. Mauvaise idée. Mais ça, je ne m'en rendrais compte que lorsque je serais diplômée. Alors, certes, je ne me suis pas blessée, mais les mouvements et le nombre de séries et de répétitions que je réalisais en étant persuadée qu'ils étaient efficaces étaient en réalité mal exécutés et guère adaptés à mes objectifs. C'est la raison pour laquelle aujourd'hui je comprends parfaitement mes élèves quand elles me confient s'être entraînées seules à la salle de sport pendant des mois voire des années, et que les résultats escomptés n'ont jamais pointé le bout de leur nez. Certes, prendre un coach n'est pas donné, mais je le recommande, au moins pour les premières séances et afin d'établir un programme adapté. Mais malgré tout, j'ai progressé et j'ai pris mes entraînements de plus en plus au sérieux. Un matin, je me suis présentée au concours d'entrée qui se déroulait dans les locaux de l'Insep, le plus haut lieu du sport en France. J'étais impressionnée, stressée, mais la petite fille studieuse que j'avais été était toujours bien présente en moi, et j'ai décroché le passe-droit en formation haut la main. Je ne le savais pas encore, mais c'était le début d'une incroyable aventure et, surtout, les prémices d'une nouvelle vie.

« Certes, prendre un coach n'est pas donné, mais je le recommande, au moins pour les premières séances et afin d'établir un programme adapté. »

La découverte du bien-être

Nous étions une quinzaine, nous avions entre 18 et 52 ans et nous venions d'horizons différents. Certain·e·s sortaient à peine du lycée, d'autres avaient une longue carrière dans les ressources humaines ou dans le marketing à leur actif. Notre point commun ? Nous nous lancions dans un an et demi d'études pour obtenir le diplôme d'État pour être éducateur·rice sportif·ve, qui équivaut à un niveau bac. Cependant, pour la littéraire que je suis, apprendre par cœur les insertions et les terminaisons de chaque muscle ou le principe de la biomécanique n'était pas une chose aisée. Entre pratique et théorie, les mois s'écoulaient au gré d'une alternance entre l'école où j'allais deux jours par semaine et le club de gym dans lequel je travaillais, à Clichy-la-Garenne dans le 92, à quelques stations de métro du centre de Paris. Je pratiquais beaucoup, à tel point que mon copain du moment comparait mes cuisses à celles d'un footballeur. Je prenais goût à la musculation, je me passionnais pour le fitness, pour l'apprentissage du corps humain. En revanche, la course à pied me rebutait toujours autant.

Sans entrer dans les détails, le principe des tests à passer était d'augmenter au fur et à mesure sa vitesse de course, soit en tournant autour d'un stade, soit en faisant des allers-retours sur une ligne droite. Reste que je m'ennuyais profondément en courant, et j'ai donc décidé de m'arrêter au moment où j'obtenais la moyenne, 10 sur 20, pas un pas de plus. Avec mon acolyte Kubra, une jeune championne de MMA aussi rebutée que moi par la discipline, nous désespérions nos professeurs qui nous observaient, sans rien pouvoir faire, compter nos points en pleine course et nous arrêter à peine essoufflées sans chercher à nous challenger un minimum. Cette technique nous vaudra bien des fous rires, et participera à la bonne humeur contagieuse dans laquelle nous évoluions. Me retrouver sur les bancs de l'école à 24 ans avec une bande de joyeux lurons a été l'une des expériences les plus réjouissantes de ma vie. J'ai fait la connaissance de personnes que je n'aurais jamais rencontrées sans cette formation, et on s'est créé ensemble des souvenirs fabuleux. On a ri, beaucoup. On a appris aussi, énormément. L'alternance entre cours et club de gym m'a plongée dans un tunnel de travail, au point que j'ai mis ma vie sociale entre parenthèses. Mais j'étais déjà passionnée, et je bossais dur. Au bout du chemin, j'ai été récompensée par un concours obtenu haut la main, avec les meilleures notes de la promotion.

« Je prenais goût à la musculation, je me passionnais pour le fitness, pour l'apprentissage du corps humain. En revanche, la course à pied me rebutait toujours autant. »

Aujourd'hui, devenir coach sportif·ve fait envie à bien des gens, alors qu'à mon époque, je le répète, c'était presque ringard. Résultat, les formations se sont multipliées. Leur contenu a sensiblement changé paraît-il, mais selon moi, elles sont indispensables pour enseigner. Et malheureusement, les personnes qui enseignent sans passer leur diplôme sont de plus en plus nombreuses, la faute au succès du fitness, du yoga et du Pilates. Pour faire un état des lieux rapide de la situation en France, il faut savoir que, jusqu'à il y a quatre ans à peine, chaque année, les coachs sportif·ve·s étaient contrôlé·e·s par surprise par un agent du ministère des Sports. En sortant de cours, à l'improviste, il nous attendait et nous devions lui montrer notre carte professionnelle, tandis que le directeur de l'établissement (club, studio, association) avait l'obligation d'afficher notre diplôme dans les locaux pour s'assurer de sa visibilité auprès de tou·te·s les pratiquant·e·s.

« Et malheureusement, les personnes qui enseignent sans passer leur diplôme sont de plus en plus nombreuses, la faute au succès du fitness, du yoga et du Pilates. »

Sauf qu'avec la tendance du yoga, discipline qui requiert 200 heures de formation, mais non reconnues par l'État, les professeur·e·s sans diplôme d'État se sont multiplié·e·s. Résultat, les contrôles ont disparu, pour laisser le champ libre à tout un tas de coachs, plus ou moins bon·ne·s, mais sans bagages solides, notamment en anatomie. Selon moi, l'idéal serait de faire valider par l'État ces formations de yoga, ce qui assurerait une sécurité aux profs, tout en rendant obligatoire un tronc commun pour enseigner. Car je reste persuadée que pour transmettre, comprendre et guider les élèves, il est nécessaire d'avoir des bases solides, tant en anatomie qu'en physiologie.

« Selon moi, l'idéal serait de faire valider par l'État ces formations de yoga, ce qui assurerait une sécurité aux profs, tout en rendant obligatoire un tronc commun pour enseigner. »

C'est ainsi que, désormais armée d'un certain savoir, j'ai débuté ma carrière de coach dans des studios parisiens. Au départ, j'ai dit oui à tout, j'enseignais le fitness, le stretching, le cardio, mais je donnais aussi des cours de spinning (des séances collectives de vélo) et tous ceux conçus par le géant du fitness à l'époque Les Mills. Parallèlement, j'ai décidé de me former au Pilates puisque je percevais que la méthode avait de plus en plus de succès. Pendant une année, j'ai appris les fondements de feu Joseph Pilates. Diplôme en poche, j'ai commencé à enseigner dans un club, consciente des bienfaits de la discipline mais pas vraiment emballée par la pratique. Au bout de trois mois, le constat était indéniable. Jamais je n'avais vu un cours qui permette aux élèves de progresser aussi vite. Leur posture est bien meilleure, elles et ils s'assouplissent à vue d'œil, et grâce à leurs abdominaux profonds désormais en béton, fini les maux de dos. Là, j'ai réalisé la puissance du Pilates, et ça a été le début d'une grande passion.

Une fois diplômée, j'ai décidé de proposer des articles forme et bien-être au lieu d'écrire exclusivement sur la musique. Sans surprise, je me suis adressée en premier lieu à mon magazine préféré, celui qu'on lit de génération en génération dans ma famille, *ELLE*. Je m'en souviens très bien, j'avais préparé une quinzaine de propositions de sujets que j'ai envoyées à la rédactrice en chef de la rubrique concernée, qui était Catherine Roig. Aujourd'hui, je lui dois beaucoup puisqu'elle m'a fait confiance et m'a commandé la totalité des sujets que je lui avais proposés. Le temps passe, mais je suis fière, comme au premier jour, d'être journaliste pour ce journal que j'aime tant. En 2015, c'est la rédaction de *Paris Match* puis de *Version Femina* que j'intégrerais comme pigiste, jusqu'à aujourd'hui.

Cependant, malgré ma passion pour l'écriture, mon job de coach sportive qui ne devait être qu'alimentaire a pris de plus en plus de place dans ma vie. Il m'a épanouie, autant que le journalisme. Résultat, je prends un immense plaisir à jongler entre les deux, l'un physique, l'autre plus intellectuel. Et puis, ils se complètent. Au plus près des femmes et des tendances sportives, je suis plus à même de proposer des articles pertinents. Et comme je suis coach, j'y injecte mes connaissances pour les rendre encore plus précis et complets. Ces deux casquettes, cette vie de slasheuse comme on dit, cet équilibre entre le travail du corps et celui de l'esprit, font de moi une femme heureuse, et chaque jour un peu plus passionnée. Pas une seule fois je n'ai ressenti une once de lassitude, mais plutôt l'envie de progresser toujours un peu plus. Au fil des ans, ma culture du bien-être s'est étoffée, et j'ai appris mille choses, de la naturopathie en passant par les massages ou le fonctionnement du nerf vague. Comme des vases communicants, mes deux professions se complètent, se nourrissent l'une de l'autre et me rendent meilleure. Je dévore les bouquins que les attaché·e·s de presse m'envoient, je me régale à tester des nouvelles disciplines, et j'écoute d'une oreille attentive chaque spécialiste que j'interviewe.

« Ces deux casquettes, cette vie de slasheuse comme on dit, cet équilibre entre le travail du corps et celui de l'esprit, font de moi une femme heureuse, et chaque jour un peu plus passionnée. »

Évidemment, tout cela a des répercussions sur mon mode de vie. Je continue à manger de tout, à boire quelques verres ou à fumer de temps à autre mais j'intègre de nouveaux rituels à ma routine. Compléments alimentaires, exercices de respiration, application rigoureuse de cosmétiques, purification de mon intérieur avec de la sauge... Mon quotidien s'adoucit grâce à ces nouveaux réflexes qui complètent mes entraînements sportifs et m'apaisent. Aujourd'hui, j'éprouve toujours autant de joie à vivre avec et à en intégrer de nouveaux. Et au-delà de les partager avec mes lectrices, je les recommande désormais aussi à ma communauté sur Instagram.

« Compléments alimentaires, exercices de respiration, application rigoureuse de cosmétiques, purification de mon intérieur avec de la sauge... »

Sororité

Depuis le premier confinement, ma carrière a pris un autre tournant. Mais déjà en 2018, j'avais initié une nouvelle vie. Depuis mon expérience en tant que visiteuse à la prison de Gradignan, à côté de Bordeaux, l'univers carcéral restait présent en moi. Je me sentais comme marquée, imprégnée par ces murs, ces bruits, ces personnes privées de liberté et, par extension, ces familles qui souffrent. J'ai beaucoup lu sur le sujet, et je pense que notre pays, qui est régulièrement montré du doigt, comme par exemple en 2020 par la Cour européenne des droits de l'homme, pour ses mauvaises conditions de détention, se fourvoie. Comme l'écrivait Albert Camus, « une société se juge à l'état de ses prisons ». Je reste persuadée de ce constat, et selon moi, pour diminuer l'insécurité, il faut soigner la réinsertion des détenu·e·s. Comment avoir le désir et l'impulsion de s'améliorer si on est privé·e de soins psychologiques, d'écoute, de travail ?

« Je me sentais comme marquée, imprégnée par ces murs, ces bruits, ces personnes privées de liberté et, par extension, ces familles qui souffrent. »

J'ai eu envie de creuser cette problématique, j'ai eu envie de filmer ce que j'ai vu en prison, alors je me suis inscrite à une formation de réalisation de documentaires à Montreuil. J'y ai passé quatre mois, j'y ai pris un plaisir fou, même si les autres élèves évoluaient déjà dans les métiers de l'audiovisuel et que je me sentais un peu à la traîne. À l'issue de ce semestre, j'ai réalisé un court documentaire dans un camp de Roms de la ville. Le prochain, me suis-je promis, je le tournerais en détention. Alors j'ai décidé de m'immerger une fois par semaine, durant un après-midi, à la maison d'accueil des familles de la maison d'arrêt de Fresnes. Pendant quatre mois, j'ai rencontré des femmes, des enfants, des hommes qui venaient visiter leurs fils, leurs compagnons, leurs frères, leurs maris. Mais j'ai été étonnée car, s'il y avait des centaines de détenus hommes visités chaque jour, en revanche, il y avait très peu de visites à la prison des femmes qui se trouve à quelques pas. Quelles sont les raisons de ce déséquilibre ? Il se trouve que de nombreuses détenues sont des mules qui se font incarcérer après avoir été arrêtées à l'aéroport en provenance de Guyane ou même de Chine. Elles vivent donc leur détention à des milliers de kilomètres de leurs proches. Après quelques jours de réflexion, je me suis décidée à devenir bénévole pour aller donner des cours de Pilates à ces détenues. Il s'en est suivi une démarche administrative kafkaïenne dans laquelle je me suis lancée sans savoir qu'elle allait durer presque dix-huit mois. Au bout, j'ai signé un contrat pour dispenser des séances d'1 h 15 toutes les deux semaines. Quand j'ai parlé de mon projet à mon entourage, j'ai remarqué que mes amis hommes avaient une réaction très différente des femmes. Si ces dernières trouvaient la démarche passionnante, eux étaient plus mitigés, et me répondaient toujours par la même phrase : « Mais, tu auras un maton avec toi pendant le cours au moins ? » Non, parce qu'il n'y a pas besoin de surveiller mes élèves, leur répondais-je amusée.

Et je ne me trompais pas. Quelques semaines plus tard, j'étais dans le RER pour me rendre à la prison. Fresnes est une des plus anciennes de France, et la deuxième plus grande. Pour rejoindre la maison d'arrêt des femmes, il me fallait longer le long bâtiment des hommes, puis celui de l'hôpital, ce qui me prenait en tout presque quinze minutes de marche. Arrivée devant, je déposais ma carte d'identité et mes affaires et moi nous faisions fouiller. C'était un passage obligé à chacune de mes visites. Les seules choses que la direction me permettait d'apporter en détention, c'étaient mes élastiques pour travailler les jambes et les fesses. Je me rappellerai toute ma vie les premières minutes que j'ai passées là-bas. Dans mon imagination, la salle de sport se trouvait à côté de la prison. Je me trompais, puisque les cours se déroulaient en fait au rez-de-chaussée, autrement dit en plein cœur du bâtiment. La sensation de déjà-vu que je ressentais immédiatement s'expliquait : dans les séries et films français, le décor souvent utilisé pour tourner des scènes en détention a été construit à l'image de l'architecture de la prison de Fresnes. Deux étages, un immense filet anti-suicide, de longues coursives dans lesquelles se suivent les cellules. Je retrouvais le bruit, ce fameux brouhaha propre aux prisons. Ahurie, j'observais le ballet incessant qui s'y jouait : des détenues portaient et entreposaient d'immenses cartons de nourriture (coca, saucisson, mortadelle, kitkat…) qui arrivaient de l'extérieur, sous le regard des matonnes, basées du rez-de-chaussée jusqu'au deuxième étage. Pour se faire passer des papiers ou des clés, elles avaient leur yoyo à elles. Qui n'est pas sans me rappeler ceux que les détenu·e·s se fabriquent (on les voit toujours, au cinéma) afin de se faire passer des choses à travers les barreaux de leurs cellules. Dans un petit baluchon accroché à une corde, elles déposaient et faisaient glisser à travers les étages ce dont elles avaient besoin.

« Alors j'ai décidé de m'immerger une fois par semaine, durant un après-midi, à la maison d'accueil des familles de la maison d'arrêt de Fresnes. »

Une demi-heure était passée, et je restais là, les bras ballants, à observer cette valse incessante, médusée. C'était comme à la télé. C'était violent. C'était un univers à part entière.

Nastasia a été ma première élève. Je l'ai vue arriver au bout du couloir, elle était devant le portique. Elle s'est déshabillée, a ôté tous les corsets qui contenaient son corps frêle et blessé : ceux des bras, celui du dos, et celui du cou. Elle a plaisanté « Je suis un robot mutant moi », avec son accent des pays de l'Est. Elle a mis plus de cinq minutes à tous les ré-enfiler après avoir passé le portillon de fer. Derrière elle, Shamina, dont le corps avait été brûlé à l'acide par son mari après qu'il lui avait enlevé à jamais son fils. Bianca, la jeune Rom pétillante. Amanda, avec son regard doux et qui, je l'apprendrai plus tard, a tenté de faire exploser un haut lieu culturel français. Au total, elles étaient une douzaine qui allaient se retrouver dans l'exiguïté de la salle de sport (deux cellules côte à côte dont on a ôté le mur de séparation), sur des bouts de tapis déchirés, pour des moments hors du temps où se côtoyaient complicité, confidences, sport et respirations. Grâce aux mouvements et au lâcher-prise qu'ils induisaient, entre femmes, les parcours se révélaient.

Pour la cinquième fois, en 2020, la France est montrée du doigt et dénoncée (par Amnesty et l'OPI) pour ses conditions de détention. Mais grâce au Pilates que je leur ai enseigné, j'ai observé à quel point le mouvement aidait à améliorer les conditions de détention.

En bougeant, les femmes reprenaient conscience de leurs corps qui avaient été pour la plupart instrumentalisés (il y avait beaucoup de mules), violentés ou violés. Le sport permet aussi de se reconnecter à soi, de reprendre soin de son physique mais aussi de son esprit, d'oublier les soucis le temps d'une séance, mais aussi d'enrayer les douleurs chroniques dues à trop de sédentarité ou à des matelas fins comme du papier. Avec mes détenues, j'étais comme avec mes autres élèves. Même pédagogie, mêmes exercices, mêmes exigences. La seule différence, c'était notre studio, hors du commun et plus lugubre qu'aucun autre. Et ce que ces femmes m'apportent, parce qu'elles m'ont apporté autant que je leur ai donné, c'est une ouverture d'esprit plus grande. Les côtoyer me fait découvrir des parcours, des difficultés, des cultures que je ne connaissais pas. Mon fil rouge ? Leur prouver que le mouvement est salvateur, et les accompagner le temps de leur enfermement. Quant à nos cours, ils ressemblaient à tous ceux que je dispense. On se défoulait, on se faisait du bien, on se sculptait, on riait, on se rencontrait. On était entre femmes, dans une bulle paisible et rassurante.

« En bougeant, les femmes reprenaient conscience de leurs corps qui avaient été pour la plupart instrumentalisés (il y avait beaucoup de mules), violentés ou violés. »

Cette bulle de complicité, je la retrouvais dans mon autre travail, celui de journaliste. Depuis bientôt une dizaine d'années, j'ai choisi d'écrire pour les femmes, sur les femmes, avec des femmes. Idem dans mes cours, car bien que j'aie beaucoup d'élèves hommes, j'aime les concevoir en pensant à mon public féminin car je m'en sens proche. Et puis tout est lié. Fréquenter beaucoup de femmes m'aide à mieux les connaître, à mieux comprendre leurs envies, leurs préoccupations. Résultat, je conçois des cours qui leur correspondent et j'écris des articles qui leur parlent. Et depuis quelques mois, il y a toutes ces nouvelles élèves et abonnées 2.0 que je découvre *via* Instagram. Ce qui me frappe, c'est qu'il se passe les mêmes choses que dans la vraie vie. Une bienveillance s'établit entre nous, on apprend à se connaître, on échange, on sympathise, on se comprend. Sur les réseaux, des vrais liens se tissent.

« Fréquenter beaucoup de femmes m'aide à mieux les connaître, à mieux comprendre leurs envies, leurs préoccupations. Résultat, je conçois des cours qui leur correspondent et j'écris des articles qui leur parlent. »

Grossesse et sport

D'autant qu'en plein confinement, ma vie de femme a été chamboulée par une grande nouvelle. J'attendais un bébé, celui que mon compagnon et moi voulions si fort. Ça y était, nous étions prêts à l'accueillir. Au bout de trois mois, j'annonçais ma grossesse à ma communauté sur Instagram, et je m'apprêtais à partager les six prochains mois avec toutes ces femmes qui me suivent. Elles sont parfois mamans, grand-mères, il arrive qu'elles ne veuillent pas d'enfant, ou qu'elles essaient d'en avoir. Quels que soient leurs parcours, on partage, on se confie, on se conseille. Mais il y a un point que je vais mettre en lumière et dont très peu parmi elles avaient conscience : grossesse et sport font bon ménage. Il faut dire que c'est un sujet qui m'intéressait depuis longtemps. En formation, on n'en parle pas. Chez son ou sa gynécologue, bouche cousue aussi. Ce vide, j'ai voulu le comprendre. C'est la raison pour laquelle j'ai écrit un article dans *Paris Match* il y a quelques années, dans lequel j'interrogeais deux spécialistes, les docteurs Pruvost, médecin du sport, et Guillet, gynécologue, les rares qui aient réalisé une étude complète sur le sujet (Pôle ressources national « Sport, éducation, mixités, citoyenneté », CREPS d'Aix-en-Provence, Dr J. Pruvost et Dr J.-L. Guillet, 2013).

Grâce à eux, j'ai appris que si on ne souffre pas de pathologies particulières, avoir une activité physique tout au long de sa grossesse est bénéfique pour le corps, pour le moral, pour l'énergie et pour l'accouchement, qui s'apparente à un vrai marathon. D'après ces deux

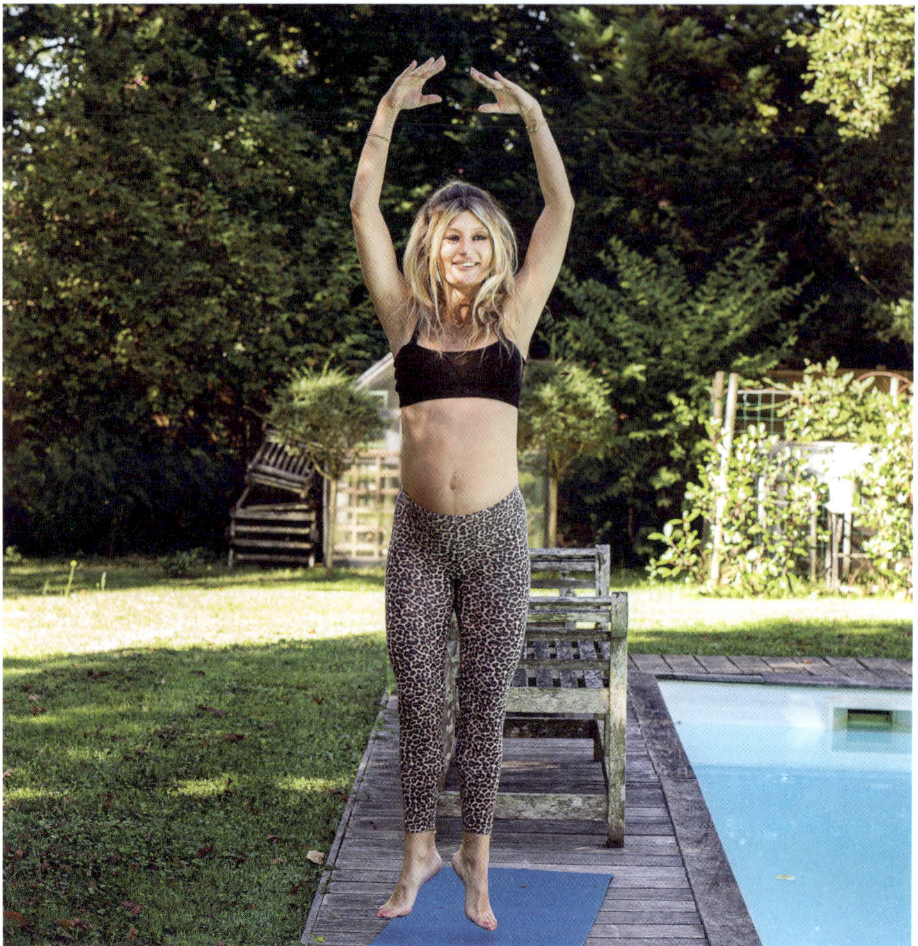

spécialistes, mais aussi tous ceux qui m'ont accompagnée durant neuf mois, la France reste un des pays les plus rétrogrades en ce qui concerne la grossesse et le sport. En cause ? Une méconnaissance générale qui pousse les médecins à préférer conseiller aux femmes de ne pas bouger. La raison ? Selon certains médecins, les gynécologues sont trop peu formé·e·s à la problématique et, en général, les femmes enceintes sans pathologies particulières sont suivies par des médecins et des sages-femmes, qui les poussent, eux, plus souvent, à poursuivre une activité physique. *A contrario*, les gynécologues s'occupent davantage des grossesses à risque (hypertension, surpoids, diabète...) et sont donc moins sensibles au sujet. Pourtant, les avantages sur le corps et l'esprit sont multiples. D'abord, c'est une période pendant laquelle le corps change, et bouger permet de mieux l'apprivoiser. Ensuite, cela permet de diminuer les symptômes habituels (constipation, mal de dos ou jambes lourdes). Enfin, il y a tous les bienfaits sur le système cardio-vasculaire. On est moins essoufflée quand on s'entraîne, et on récupère plus vite en post-partum. D'autre part, des études disent que l'on accouche plus facilement quand on a fait du sport pendant la grossesse. Logique, car un accouchement est un très gros effort physique, qui induit un travail intermittent avec des fréquences cardiaques variées, qui dure parfois plusieurs heures. Enfin, on sécrète des endorphines qui nous font voir la vie en rose et apaisent les angoisses.

« Grâce à eux, j'ai appris que si on ne souffre pas de pathologies particulières, avoir une activité physique tout au long de sa grossesse est bénéfique pour le corps, pour le moral, pour l'énergie et pour l'accouchement, qui s'apparente à un vrai marathon. »

D'accord, mais quel sport choisir enceinte ? On distingue deux types de profil. D'abord, les femmes peu ou pas sportives qui souhaitent profiter de leur grossesse pour débuter une pratique. Dans ce cas, on opte pour des gyms douces comme le Pilates, le yoga ou le stretching, la randonnée ou la natation par exemple. Quant aux sportives, le but est de continuer en s'adaptant. On peut courir, même pendant le premier trimestre, et si on est adepte de la musculation, on diminue sérieusement les charges jusqu'à les retirer entièrement dès le cinquième mois afin de ne pas créer de pression sur le plancher pelvien. L'astuce ? Rechercher la nouveauté, explorer des entraînements différents et modérés en réduisant leur durée et leur intensité. Selon Jacques Pruvost, on estime que le risque de fausses couches possiblement déclenchées par une activité physique arrive à partir de huit heures de sport hebdomadaires intenses. L'autre clé d'une pratique adaptée ? Miser sur les abdominaux hypopressifs.

« On estime que le risque de fausses couches possiblement déclenchées par une activité physique arrive à partir de huit heures de sport hebdomadaires intenses. »

Là aussi, les clichés ont la peau dure, puisque la plupart des futures mamans restent persuadées que travailler ses abdominaux est interdit. Faux. Tous les exercices hypopressifs sont autorisés, c'est-à-dire ceux qui consistent à engager le périnée et le transverse sans pousser les viscères vers le bas et en respirant amplement. Pour bien s'y prendre, on se fait accompagner d'un coach et on s'écoute. Mécaniquement, certains mouvements peuvent devenir compliqués dès le quatrième mois, quand le ventre s'arrondit, qu'on a du mal à enrouler la colonne et que le transverse, le muscle le plus profond des abdominaux, est distendu. Résultat, on s'écoute, on stoppe les exercices où l'on ne se sent plus à l'aise, et on se fait accompagner par un·e professeur·e diplômé·e.

« Là aussi, les clichés ont la peau dure, puisque la plupart des futures mamans restent persuadées que travailler ses abdominaux est interdit. Faux. »

Aujourd'hui, beaucoup de gynécologues recommandent mes cours à leurs patientes enceintes et c'est une immense fierté pour moi. Je leur recommande d'ailleurs de suivre en replay mes cours en ligne enregistrés avec mon gros ventre, car je sais que ça les rassure beaucoup. Mes futurs projets ? Convaincre les femmes des vertus du Pilates et du sport en général en période de préconception d'un enfant, pendant ses règles ou quand on souffre d'endométriose. Quant au programme qui va suivre, sachez qu'il est accessible à toutes, enceintes ou pas, débutantes ou grandes sportives, néophytes du Pilates ou habituées du fitness.

« Mes futurs projets ? Convaincre les femmes des vertus du Pilates et du sport en général en période de préconception d'un enfant, pendant ses règles ou quand on souffre d'endométriose. »

Donner l'envie d'avoir envie

Oser conclure un récit par un gimmick de Johnny Hallyday ? Oui, je viens de le faire, et j'assume. Parce que cette phrase résume à elle seule le combat de ma vie. Je ne souhaite pas que mes lectrices et lecteurs deviennent des bigorexiques, des orthorexiques ou d'autres noms en « ique ». Je n'incite personne à se plonger dans une pratique intensive du sport ou dans un ultra-contrôle de son alimentation, de sa peau ou de son sommeil. Non. Ce que je désire transmettre, c'est l'idée qu'injecter 1 à 3 heures d'activité physique hebdomadaires et quelques rituels bien-être dans sa vie change tout. Le sport, c'est la garantie de se sentir plus fort·e à l'intérieur comme à l'extérieur, c'est une clé pour mieux gérer le stress et cette vie qui va à mille à l'heure. C'est aussi agir sur sa santé, diminuer le risque de maladies et enrayer les douleurs inhérentes quand on a un travail sédentaire. Bouger, c'est aussi lâcher prise, se reconnecter à soi, à son corps, à sa féminité. C'est aussi mieux accepter ses courbes, modifier son regard sur soi pour le rendre plus bienveillant. C'est apprendre à se connaître et à s'aimer. Autrement dit, le but d'une vie. Mais attention, je vous encourage aussi en parallèle à sortir, à ne pas hésiter à sécher une séance de yoga pour aller boire un verre avec des ami·e·s si vous en ressentez le besoin, à déguster vos plats préférés, à vous resservir même, voire à les accompagner de bons vins. Pas tous les jours, certes, mais quand on en a envie. Je vous pousse à sortir de votre zone de confort, à vous essayer à tout ce qui vous plaît, que ce soit l'escalade, le tango ou le yoga avec des chiens. Enfin, je veux plus que tout que vous compreniez que faire du sport, quel qu'il soit, est à la portée de tou·te·s, quels que soient son âge et son passé sportif, même quand il est inexistant. L'idée ? Trouver une discipline qu'on aime, et l'inclure dans sa vie avec équilibre.

PARTIE 2

Mon programme bien-être

sur 21 jours

Le principe ?

1. Se sculpter grâce à :

- 4 séances de sport hebdomadaires de 30 minutes ;
- un programme sportif complet pour se tonifier intensément ;
- des cours adaptés à tous les niveaux grâce aux options ;
- 1 échauffement et 1 séance d'étirements type pour chaque cours ;
- pas de matériel obligatoire, mais si on veut augmenter la difficulté, on se munit d'un élastique, d'une paire d'haltères (minimum 1,5 kilo) et de lests pour les chevilles (1,5 kilo).

2. Adopter une alimentation équilibrée *via* :

- 4 recettes gourmandes, healthy et simples chaque semaine. Et plein de conseils nutritionnels à retrouver au fil du programme. Équilibrés et ultra-faciles à faire, ces plats font partie de mes préférés, et je les recommande notamment quand on manque de temps et qu'on a besoin de cuisiner vite et bien !

3. Intégrer une nouvelle routine bien-être au quotidien avec :

- des tips pour se relaxer, prendre soin de sa peau et de son organisme, se reconnecter à soi... À choisir selon ses besoins et ses envies.

Mes conseils avant de se lancer

Trop d'injonctions à prendre soin de soi ?

Quels que soient son âge, son parcours, sa profession, on a tou·te·s envie, à un moment donné, de prendre soin de soi. Mais la vie fait qu'on n'y arrive pas toujours. En cause, le manque de temps, le travail, les emplois du temps serrés, la vie de famille, les enfants, les soucis… Et parfois, il n'y a pas vraiment de raison. On abandonne ses bonnes habitudes d'un jour à l'autre alors qu'on s'y tenait depuis des semaines, voire des mois. Un peu de lassitude, le moral en berne, et hop, on arrête le sport, on se remet à manger de la malbouffe, on fume de nouveau. Je tiens à vous rassurer, si vous vous reconnaissez dans ce schéma : cela arrive à tout le monde, même à moi qui suis coach. Je vais même aller plus loin en vous disant que c'est normal, et que c'est sain, au fond. Parce qu'on n'est pas des machines, et qu'on a beau nous répéter partout (dans les livres, dans les magazines, dans les émissions télé, dans les pubs, dans des repas avec des ami·e·s) que prendre soin de soi est essentiel, on n'a pas toujours envie de s'y tenir. Et puis, c'est même trop, parfois. En tant que journaliste, je reçois des dizaines de livres de bien-être chaque mois et je vais être très honnête, je trouve qu'il y en a trop, beaucoup trop, et que souvent leur contenu est creux. À l'instar des années 1990, nous vivons un âge d'or du sport, à la différence qu'actuellement le corps est perçu comme un temple sacré qui doit être chéri du matin au soir et nourri exclusivement de produits parfaits. Dans le principe, je partage cette vision, évidemment. Je crois que, comme Montaigne le proposait déjà en son temps, il n'y a rien de mieux pour être heureux qu'un esprit sain dans un corps sain. Sauf que, selon moi, tout est une question d'équilibre, et entendre, en permanence, qu'il faut méditer, boire des jus verts et faire du sport tous les jours peut lasser. Voire donner envie de faire l'inverse parce qu'on ne s'en sent pas capable, tout simplement. Par exemple, il m'arrive de me faire des jus verts, mais rarement, parce que je trouve que ce n'est vraiment pas bon. M'entraîner tous les jours ? Non plus, j'aurais l'impression de fatiguer mon corps et de ne plus avoir de temps pour ma vie sociale. Quant à la méditation, c'est simple, je n'y suis jamais arrivée et, franchement, ça m'ennuie. N'empêche que j'adore prendre soin de moi, mais je le fais avec équilibre.

Un bien-être raisonné

Comme vous le savez maintenant, je suis une bonne vivante et ce trait de caractère me permet d'être heureuse. Mais il ne s'agit pas que de moi. Je suis persuadée que, quels que soient notre personnalité et notre mode de vie, on a tou·te·s besoin d'alterner lâcher-prise et rituels consciencieux. Par exemple, un bon repas, même gras et arrosé, ne doit pas être source de culpabilité. La vie est déjà assez difficile pour se priver des bonnes choses. L'idéal est plutôt de rester dans une certaine mesure en optant pour des bons réflexes le lendemain : un citron pressé avec un peu d'eau chaude au réveil, beaucoup d'eau toute la journée, trois repas sains et un coucher relativement tôt. Mais se torturer l'esprit toute la journée parce qu'on se sent ballonné·e et qu'on a la sensation d'avoir pris 2 kilos, c'est non. Car c'est inutile, ça engendre du stress et un mal-être dont on n'a pas besoin. Plutôt que de ruminer, on compense avec des bonnes habitudes le lendemain, tout simplement. Même constat pour le sport. Vous êtes parti·e en vacances ou vous traversez une période difficile et vous ne vous êtes pas entraîné·e depuis trois semaines ? Et alors ? Il n'y a rien de dramatique. On s'y remet aujourd'hui, en douceur pour ne pas se dégoûter ni se blesser, et on garde en tête que le corps a une bonne mémoire et qu'en dix jours à peine, il retrouve ses capacités (de mobilité, de cardio-training, de respiration...).

Le principe du cercle vertueux

Aussi, j'aime rappeler ce constat qui, aussi évident soit-il, semble être LA clé pour trouver et garder la motivation toute l'année. À la fin d'une séance (quelles que soient sa nature et sa durée), j'invite mes élèves à réaliser un « scan » de leurs sensations. D'abord, le corps. Que ressent-on ? Les muscles sont-ils congestionnés ? A-t-on le sentiment d'être plus souple, moins rouillé·e ? Se sent-on plus connecté·e à son centre, son ventre ? Sommes-nous plus ancré·e·s ? Et *quid* de l'énergie ? A-t-on l'impression d'être redynamisé·e ? Et le mental dans tout ça ? Logiquement, après une session de sport, on se sent fier·ère de soi, plus confiant·e, plus fort·e. Peu importe sa personnalité, son âge ou son niveau sportif, cette réaction s'applique à tout le monde, puisqu'elle est, en grande partie, due à la production d'hormones telles que l'endorphine ou la dopamine qui procurent du plaisir. En s'accordant quelques secondes pour s'écouter et prendre conscience de tous ces effets positifs sur le corps et l'esprit, on entre dans ce fameux cercle vertueux. L'idée ? Ce sentiment de bien-être est enregistré dans le cerveau, résultat, on a envie de le ressentir de nouveau, et on se lance plus facilement pour faire sa prochaine séance. Et ainsi de suite, plus on pratique, plus on se sent mieux, tant physiquement que moralement, donc plus on devient régulier·ère et assidu·e. À la clé, le sport n'est plus une corvée, mais devient synonyme de plaisir. Cette technique toute simple fonctionne auprès de tout le monde, et c'est grâce à elle que j'ai des élèves de 65/70 ans qui suivent mes cours sérieusement alors qu'elles ou ils n'avaient jamais fait de sport auparavant. Maintenant que je vous ai dévoilé ce secret, je vous invite à vous plonger dans ces 3 semaines de remise en forme avec moi sans pression, mais dans l'idée que vous en sortirez différent·e, que vous vous aimerez encore davantage et que vous allez acquérir des réflexes qui, j'espère, vous suivront au quotidien et sur le long terme. Quant à la motivation, comptez sur moi pour vous la donner, et ce pour (très) longtemps.

Avant, pendant et après chaque séance de gym

Pour commencer chaque cours, vous trouverez ici un échauffement type de 3 minutes à ne surtout pas zapper. La raison ? S'échauffer est indispensable pour activer le corps, faire monter sa température et ainsi éviter les blessures. Durant l'entraînement, quel qu'il soit, on applique rigoureusement mes consignes posturales. À la clé, des mouvements bien exécutés, pas de risques de blessures, plus de résultats, un ventre plus plat et un périnée tonique. À la fin de chaque séance, on réalise ces exercices faciles en respirant profondément. L'idée ? Étirer les muscles, faire redescendre le rythme cardiaque et se détendre.

Mes consignes à appliquer en permanence

1 On réalise chaque mouvement en engageant son centre, comme en Pilates. D'abord, on contracte légèrement son périnée, et on rentre son ventre en aspirant le nombril vers l'intérieur. Pas évident de tenir comme ça durant tous les exercices au départ, mais petit à petit, on s'y habitue et ça devient un réflexe.

2 On s'auto-grandit, en allongeant la colonne vertébrale et la nuque, en abaissant les épaules et en serrant les omoplates.

3 On respire toujours amplement, en inspirant par le nez et en expirant par la bouche ou le nez. La règle ? On essaie de toujours souffler sur l'effort.

Mon échauffement

1 Debout, les pieds à la largeur des hanches, on fait un cercle avec la tête dans un sens, puis dans l'autre.

2 On enroule les épaules vers l'arrière 5 fois, puis vers l'avant 5 fois.

3 On fait 15 squats. Les pieds vers l'extérieur, à la largeur des hanches, on pousse les fesses vers l'arrière en inspirant et on souffle en remontant.

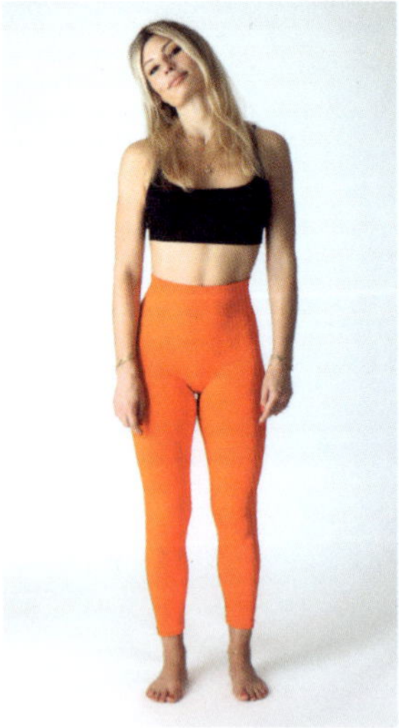

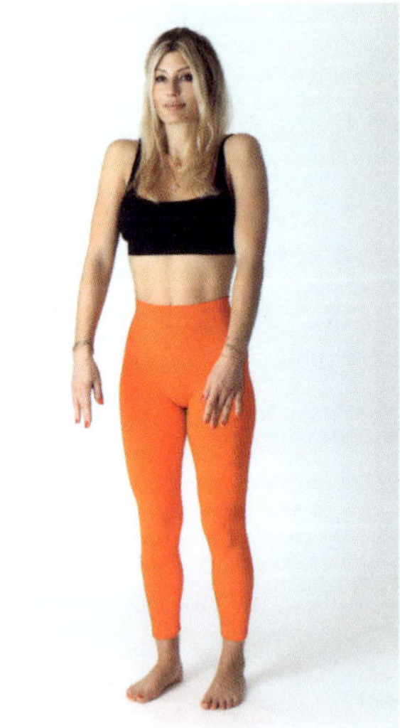

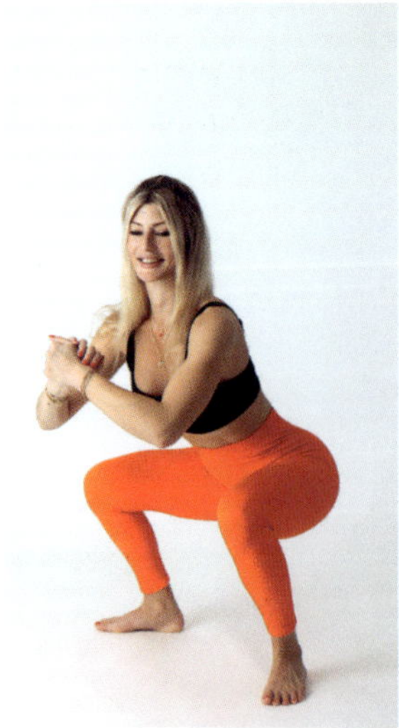

4 Debout, on tend les bras vers le haut, puis vers le bas 15 fois.

Puis vers l'avant et vers l'arrière 15 fois également.

5 On trottine sur place, doucement, durant 30 secondes en respirant régulièrement.

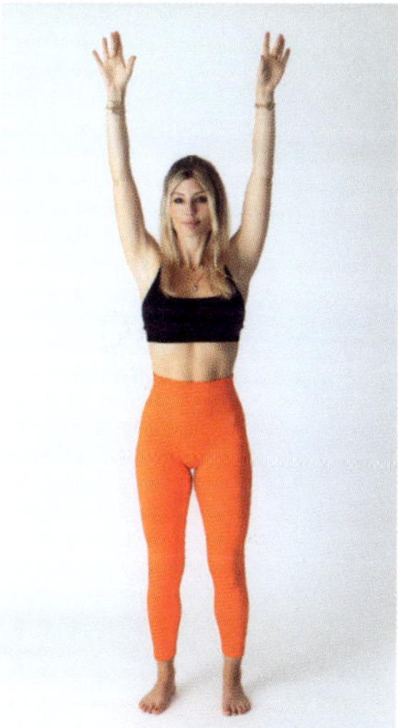

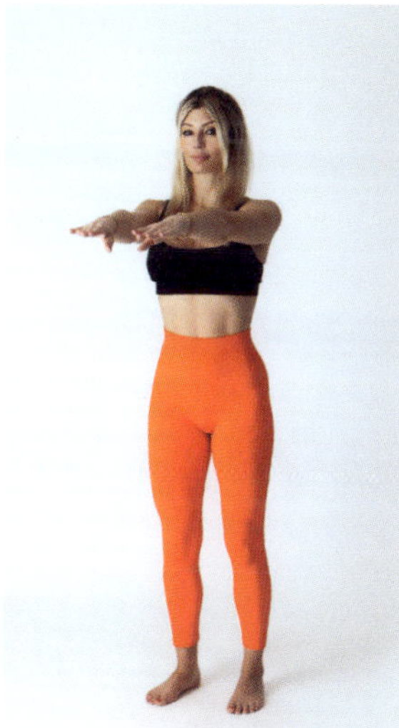

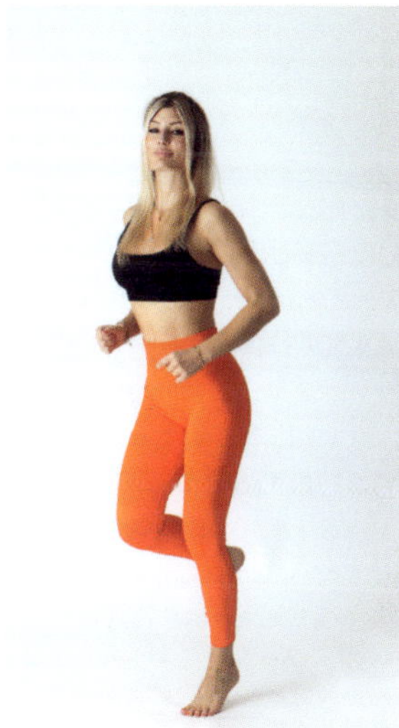

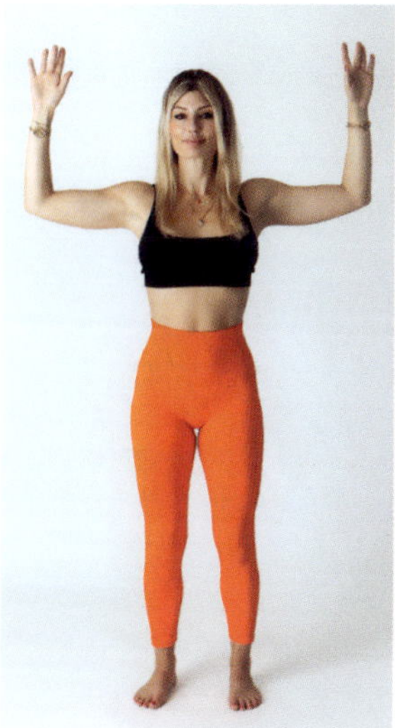

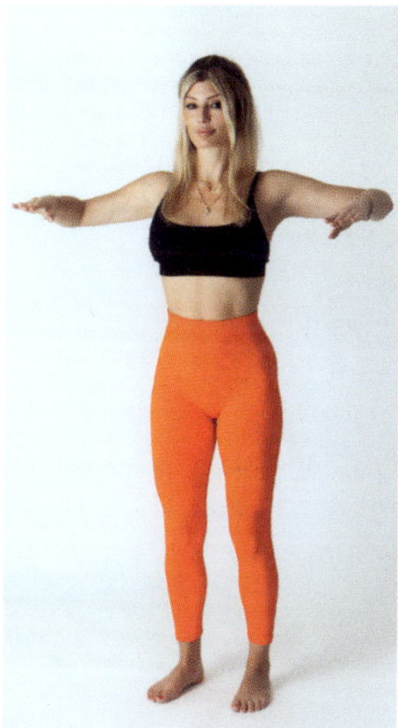

Mes étirements

1 On étire ses quadriceps.
Assis·e avec les jambes tendues devant soi, on ramène le talon gauche contre la fesse gauche, en poussant le genou vers le sol et en soufflant, durant 10 secondes. On fait la même chose de l'autre côté.

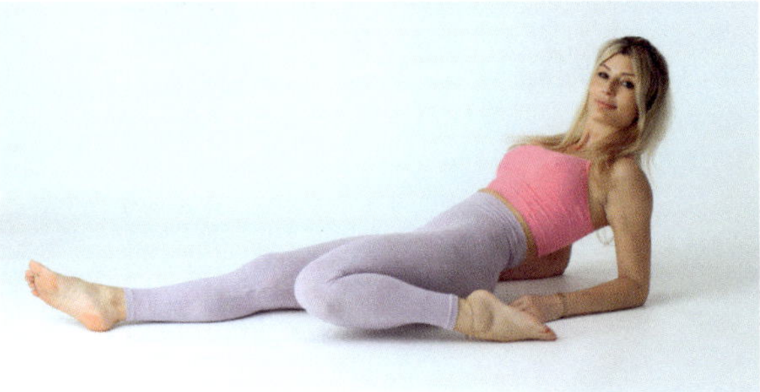

2 On étire ses ischio-jambiers.
Assis·e avec les jambes tendues devant soi, on relâche le buste vers l'avant en soufflant et en allongeant le bas du dos au maximum, durant 10 secondes.

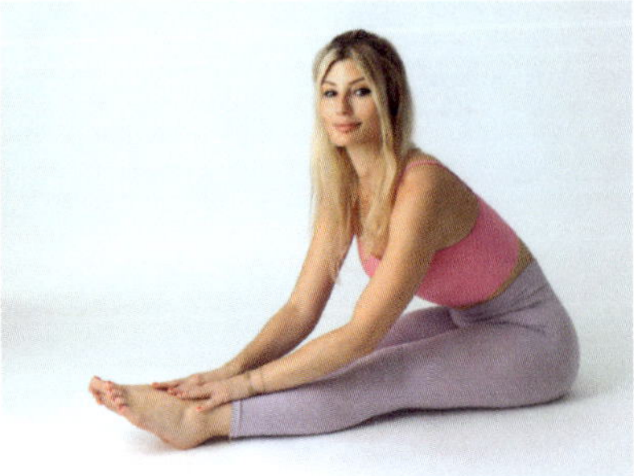

3 On étire sa sangle abdominale.
Assis·e, les jambes en diamant, on monte le bras gauche bien tendu vers le ciel en gardant l'épaule basse et on le relâche vers le côté droit en expirant, durant 10 secondes. On recommence de l'autre côté.

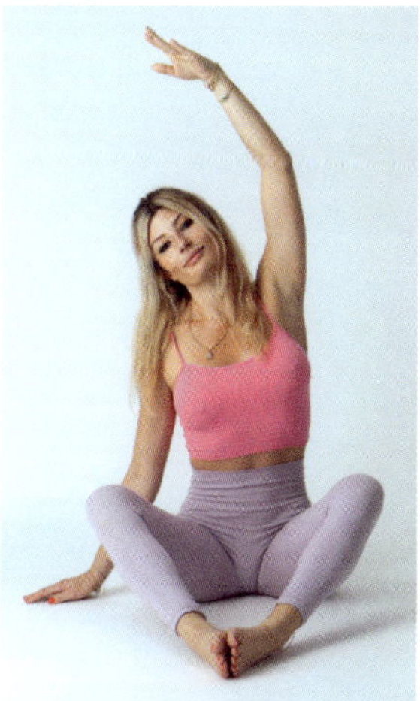

4 On étire ses fessiers. Allongé·e sur le dos, on ramène ses genoux vers la poitrine, puis on passe la cheville gauche sur le genou droit. On attrape l'arrière de sa cuisse droite et on la tire vers soi, doucement, durant 10 secondes. On fait la même chose avec la jambe gauche.

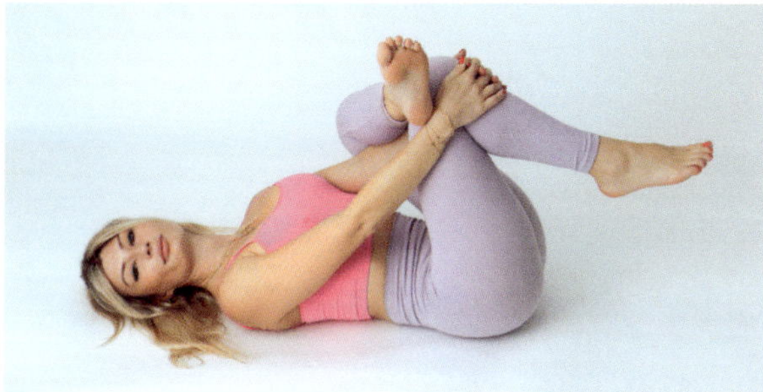

5 On étire ses bras et son dos.
Debout ou assis·e, on enroule son dos, on aspire son nombril et on pousse les bras vers l'avant en expirant. Puis on se redresse et on tend les bras vers l'arrière comme si on voulait que les mains se touchent. Puis on monte le bras droit et on pose la main droite sur la colonne. Avec la main gauche, on pousse son coude droit vers le sol en soufflant. On fait la même chose avec le bras gauche. On tient 10 secondes environ sur chacun de ces 4 exercices.

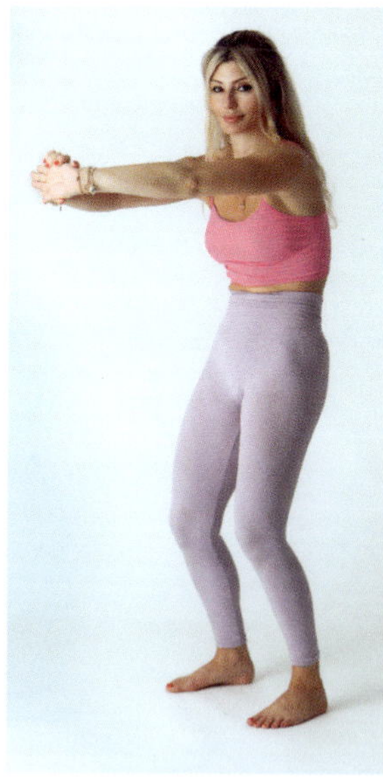

Les 5 référentiels du Pilates

(À APPLIQUER À CHAQUE SÉANCE DE PILATES)

1 On s'auto-grandit : dos droit, nuque et colonne vertébrale allongées.

2 On abaisse ses épaules.

3 On adopte la respiration latérale thoracique. On inspire par le nez, avec les côtes qui s'éloignent l'une de l'autre, comme un parapluie qui s'ouvre dans le thorax. On expire de l'air tiède par la bouche, avec les côtes qui se rapprochent l'une de l'autre, comme un parapluie qui se referme.

4 On place son bassin en neutre, c'est-à-dire qu'on ne cambre pas (antéversion), on ne plaque pas non plus les lombaires contre le sol (rétroversion), mais on maintient son bassin aligné.

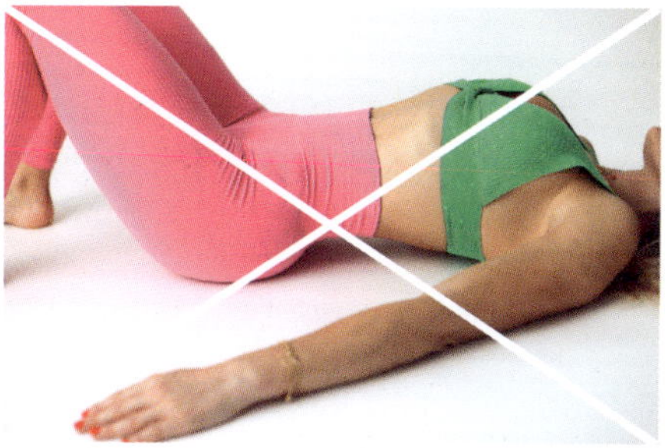

5 On engage son centre en contractant légèrement son périnée et en aspirant son nombril.

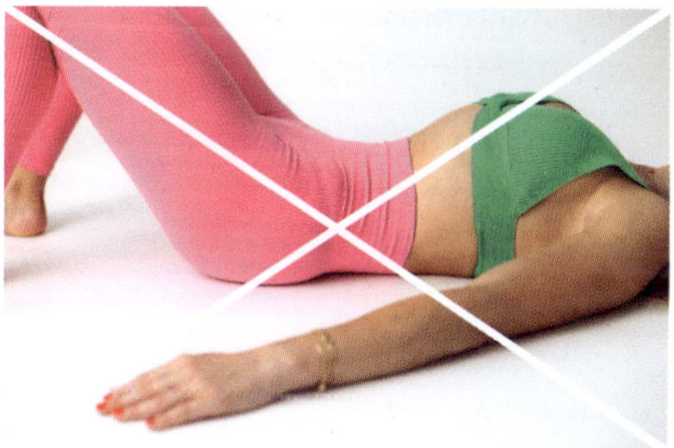

+ N.B. :

En Pilates, la notion phare est le contrôle. Autrement dit, on réalise les mouvements lentement et en pleine conscience. À la clé, encore plus de résultats.

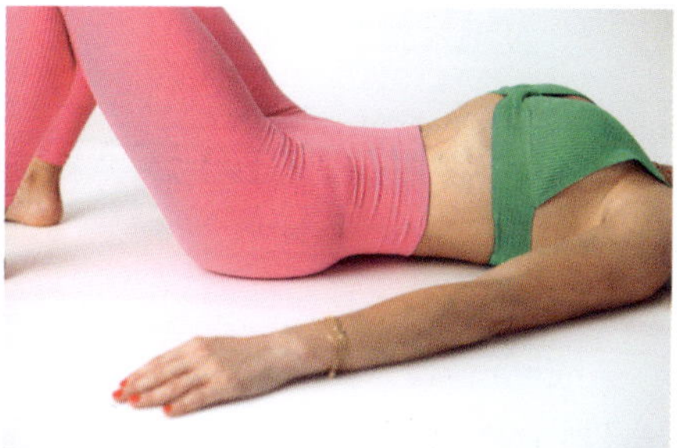

C'est parti ! Aujourd'hui, on se lance dans mon programme holistique, c'est-à-dire qui vise un bien-être global, tant sur le plan physique que mental. Dans l'espace vierge pages 84-85, j'aimerais que vous écriviez quels sont vos désirs, ce que vous aimeriez viser au bout de ces 21 jours ensemble. Comme dans un journal, couchez-y vos objectifs (trouver la motivation pour se mettre au sport, arrêter de fumer, mincir, sculpter sa silhouette, reprendre confiance en soi, faire plus attention à son alimentation...), peut-être vos craintes et vos doutes, en toute honnêteté.

CE QUE J'AIMERAIS ACQUÉRIR À L'ISSUE DE CES 21 JOURS :

- » Un corps plus tonique ❑
- » La motivation pour bouger ❑
- » Une meilleure posture ❑
- » Des rituels beauté ❑
- » Une alimentation plus saine ❑
- » Une peau plus ferme ❑
- » Plus de confiance en moi ❑
- » Plus d'endurance ❑
- » Une meilleure digestion ❑
- » Une meilleure circulation sanguine ❑
- » Plus de glow ❑
- » Autres ....

CE DONT J'AIMERAIS ME DÉBARRASSER EN 3 SEMAINES :

- » --- kilos ❑
- » La cigarette ❑
- » D'autres addictions ❑
- » Les grignotages compulsifs ❑
- » Mon manque de motivation ❑
- » La fatigue ❑
- » Le manque d'énergie ❑
- » Les douleurs chroniques ❑
- » Le stress ❑
- » Le teint terne ❑
- » Autres ....

MON PROFIL DE SPORTIF·VE :

- Grand·e débutant·e ☐
- Débutant·e ☐
- Sportif·ve du dimanche (entre 1 et 2 h de sport par semaine) ☐
- Sportif·ve confirmé·e et régulier·ère (3 à 6 h) ☐
- Athlète (plus de 6 h) ☐

MES MAUVAISES HABITUDES SONT :

- La procrastination ☐
- Le tabac ☐
- Le sucre ☐
- Le gras ☐
- Une mauvaise alimentation ☐
- Pas assez d'hydratation (moins d'1,5 litre d'eau par jour) ☐
- Le manque de soin pour ma peau ☐
- Le manque de soin pour mon corps en général ☐
- Autres ....

MES POINTS FORTS SONT :

- L'envie de prendre soin de moi ☐
- Le désir de faire bouger mon quotidien ☐
- Mon temps libre ☐
- Ma curiosité ☐
- Mon dynamisme ☐
- Ma motivation ☐
- Autres ....

LE SOUHAIT QUE J'AIMERAIS RÉALISER GRÂCE À CE PROGRAMME :

» ....

....

....

....

....

....

....

....

....

....

....

....

....

....

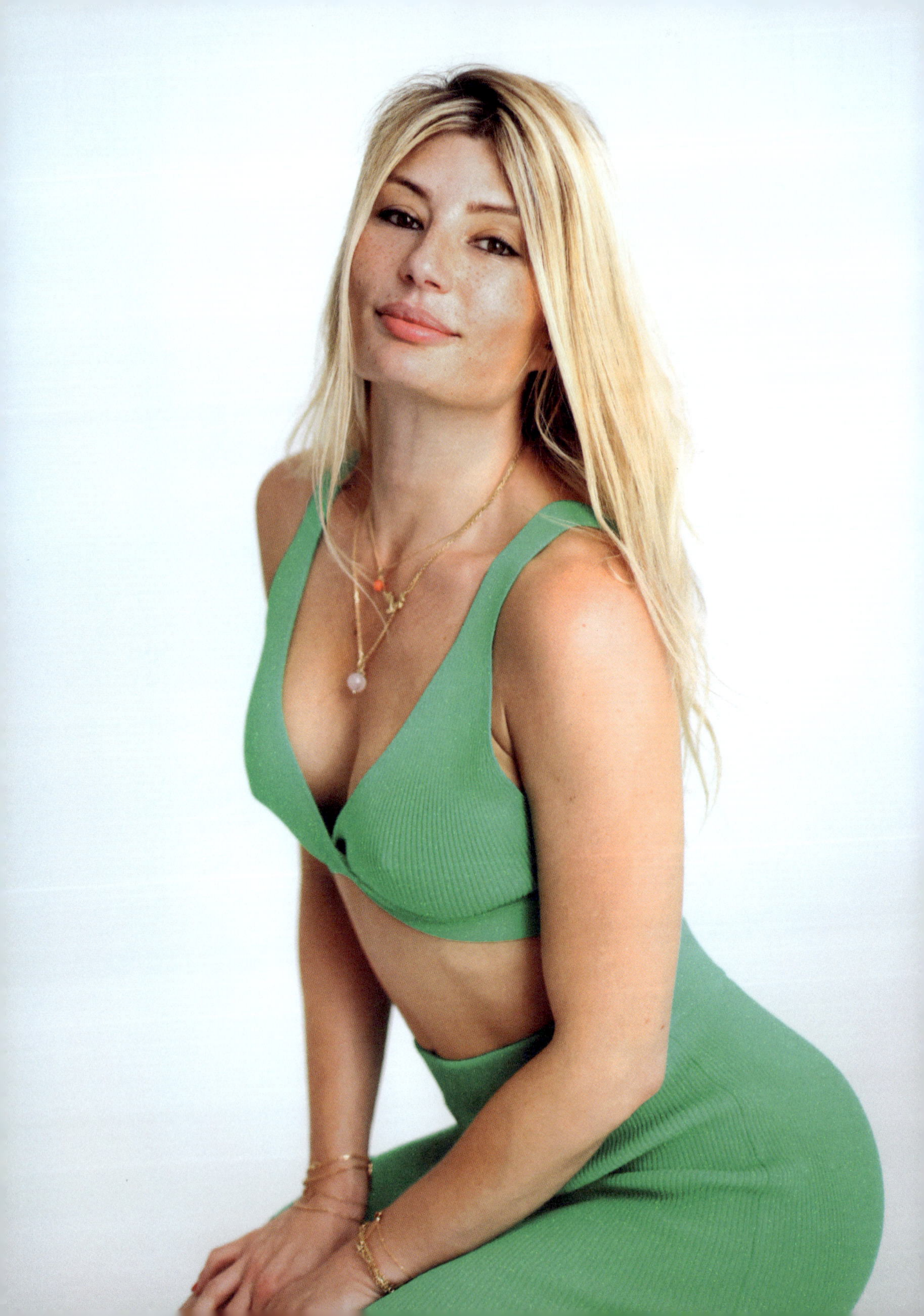

Semaine 1

» L'objectif de la semaine

Grâce aux **4 séances de sport**, je vais vous aider à retrouver des sensations physiques, à améliorer votre posture, à vous reconnecter à votre corps et à retrouver l'envie de bouger. L'idée ? Choisir les options qui conviennent à votre niveau. Ensuite, côté food, je vous propose des **plats faciles à réaliser**, équilibrés et pour toute la famille. Côté bien-être, je vous donne mes astuces pour bien démarrer chaque matinée et ainsi avoir envie de prendre soin de vous tout au long de la journée.

» Le mood de la semaine

Craquer, c'est-à-dire zapper sa séance de sport, manger un paquet de biscuits, festoyer un peu trop le week-end, ce n'est pas grave. Du tout. Ça fait même partie du jeu. Et quand ça arrive, je vous demande une chose, c'est de ne pas culpabiliser. Car je le répète, ce n'est pas grave ! L'astuce ? Compenser le lendemain en allégeant ses repas ou en s'entraînant. Et sans se mettre de pression, car **les résultats s'obtiennent sur le long terme** et ne sont en aucun cas gâchés par un petit craquage.

» Mes recommandations culture

Cette semaine, le thème, c'est **l'empouvoirement**. Un terme de plus en plus utilisé et qui correspond tout à fait à l'état d'esprit que j'aimerais que vous ayez pour débuter ce programme. Je vous recommande donc des objets culturels qui poussent à se sentir des hommes et des femmes fort·e·s, capables de tout et qui mettent leurs doutes et les diktats qui les étouffent de côté.

Mon livre

King Kong Théorie de Virginie Despentes.
Une bible écrite par l'une de mes autrices préférées que l'on devrait être obligé·e de lire dès l'adolescence, selon moi.

Mon film

Flashdance et *Dirty Dancing*, deux classiques qui font du bien et qui invitent au lâcher-prise.

Mon podcast

« La Poudre » de Lauren Bastide, une émission intimiste et passionnante dans laquelle des femmes viennent raconter leurs parcours.

Ma playlist pour suivre les cours

- *Baby One More Time* de Britney Spears
- *Survivor* des Destiny's Child
- *If You Had My Love* de Jenifer Lopez
- *I Know What You Want* de Busta Rhymes & Mariah Carey
- *The Boy is Mine* de Brandy & Monica
- *Creep* de TLC
- *I Got 5 On It* de Luniz
- *No Diggity* de Blackstreet
- *Killing Me Softly With His Song* des Fugees
- *My Love is Your Love* de Whitney Houston

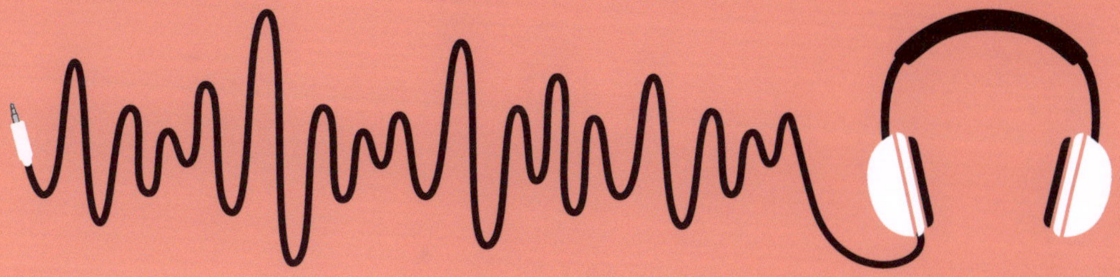

Des avocado toasts

pour le petit déjeuner

Pour 1 personne

- ½ avocat
- 2 tranches de pain complet ou à l'épeautre
- 1 œuf bio
- 1 c. à soupe d'huile d'olive ou l'Oméga Glow de chez Aime
- 1 c. à café d'herbes de Provence

1. Après avoir fait toaster les tranches de pain, on y dépose l'avocat en tranches, puis l'œuf mollet préalablement cuit coupé en deux par-dessus.
2. Enfin, on rajoute un filet d'huile et les herbes de Provence.

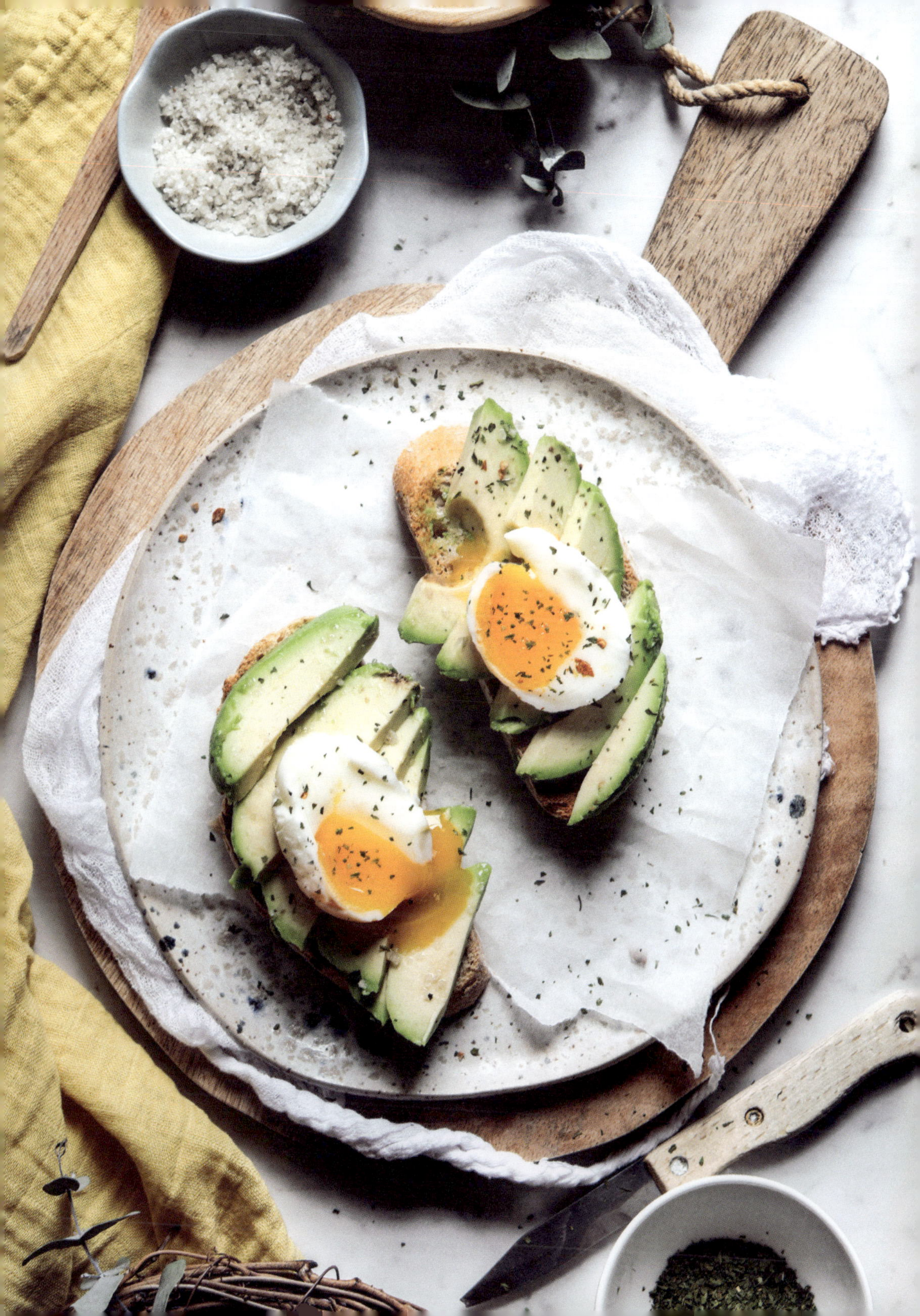

Un curry de crevettes

pour le déjeuner

Pour 1 personne

- 6 grosses crevettes bio
- 1 verre de riz semi-complet
- 4 gros champignons de Paris
- 2 oignons
- 1 gousse d'ail
- 3 c. à café de curry
- 1 c. à café de piments doux
- 250 ml de crème de coco
- 1 c. à soupe d'huile de pépins de raisin
- sel

1 On fait revenir l'ail, l'oignon et les champignons dans une poêle. On décortique les crevettes et on les incorpore avec la crème de coco, le curry et le piment.

2 On laisse mijoter 15 minutes. Pendant ce temps, on verse le verre de riz dans une casserole, on y rajoute un verre d'eau froide, une c. à soupe d'huile de pépins de raisin, du sel, on couvre et on laisse cuire 10 minutes jusqu'à ce que le riz soit tendre.

3 On sert bien chaud, avec les crevettes et la sauce par-dessus.

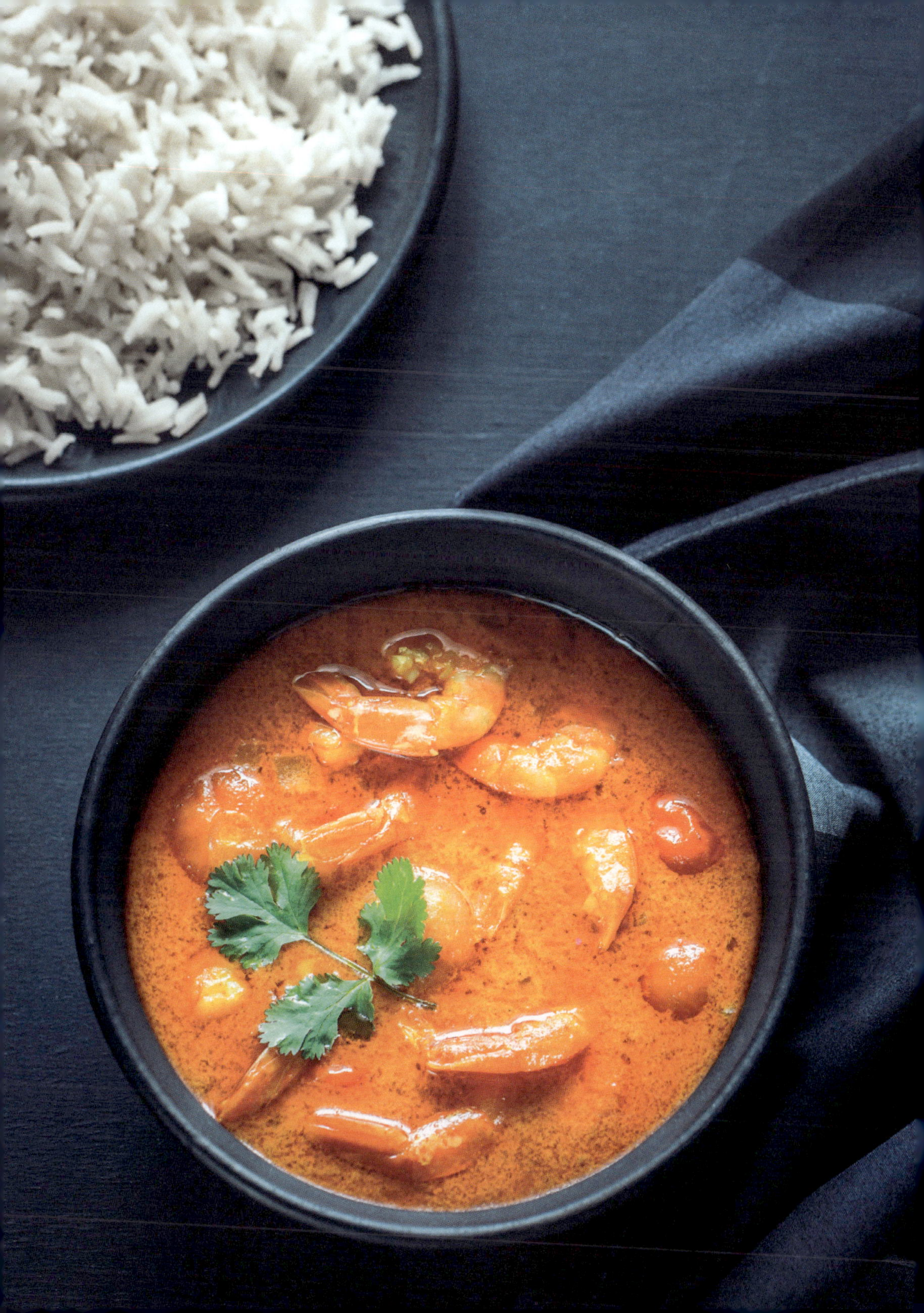

Une soupe de carottes, butternut et coco

pour un dîner ultra-léger

Pour 1 personne

- 3 carottes
- ½ courge butternut
- 2 oignons
- 1 gousse d'ail
- 1 c. à café de curcuma
- 250 ml de crème de coco
- 1 c. à soupe d'huile d'olive
- 1 c. à soupe de graines de courge
- sel, poivre

1. On coupe en petits dés les carottes et la butternut et on cisèle l'oignon et l'ail.
2. On les fait revenir à la poêle avec de l'huile d'olive quelques minutes puis on plonge le tout dans l'eau bouillante durant 15 minutes environ.
3. On rajoute le curcuma, la crème de coco, du sel et du poivre et on mixe. On saupoudre de graines de courge.

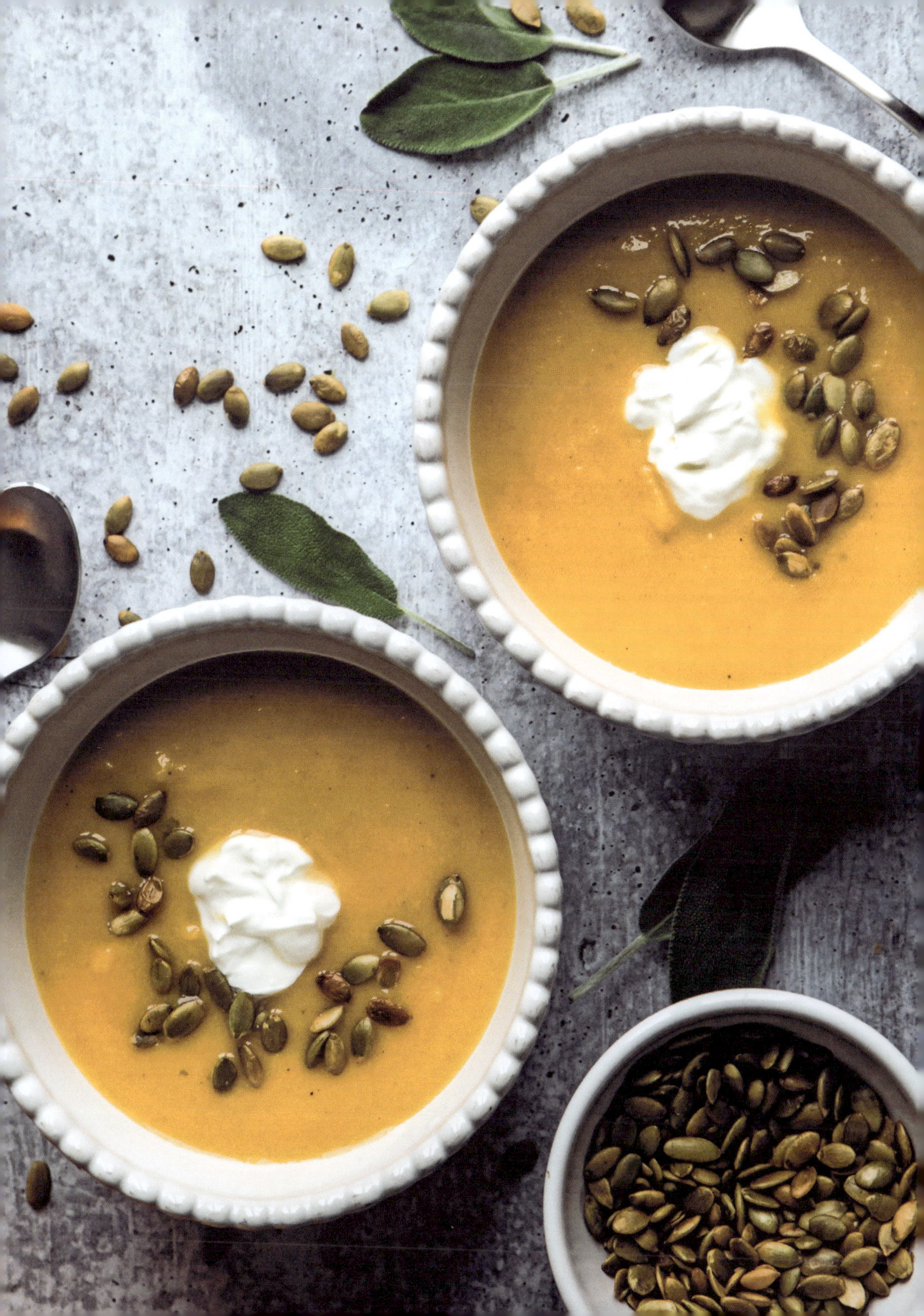

Une salade de lentilles

au dîner

Pour 1 personne

- 1 verre de lentilles vertes bio
- 1 carotte
- 2 oignons
- 1 gousse d'ail
- 4 clous de girofle
- 1 pavé de saumon
- 1 c. à soupe d'huile d'olive
- 1 c. à soupe de jus de citron
- poivre

1. On verse un verre de lentilles dans une casserole avec 3 verres d'eau froide, les oignons, l'ail, la carotte et les clous de girofle.
2. On laisse cuire environ 25 minutes. On laisse refroidir et on poivre.
3. Dans une poêle, à feu moyen, on ajoute un filet d'huile d'olive et on cuit le pavé de saumon 3 minutes de chaque côté. On sale et on ajoute le jus de citron.
4. On sert le pavé de saumon chaud sur la salade de lentilles froide.

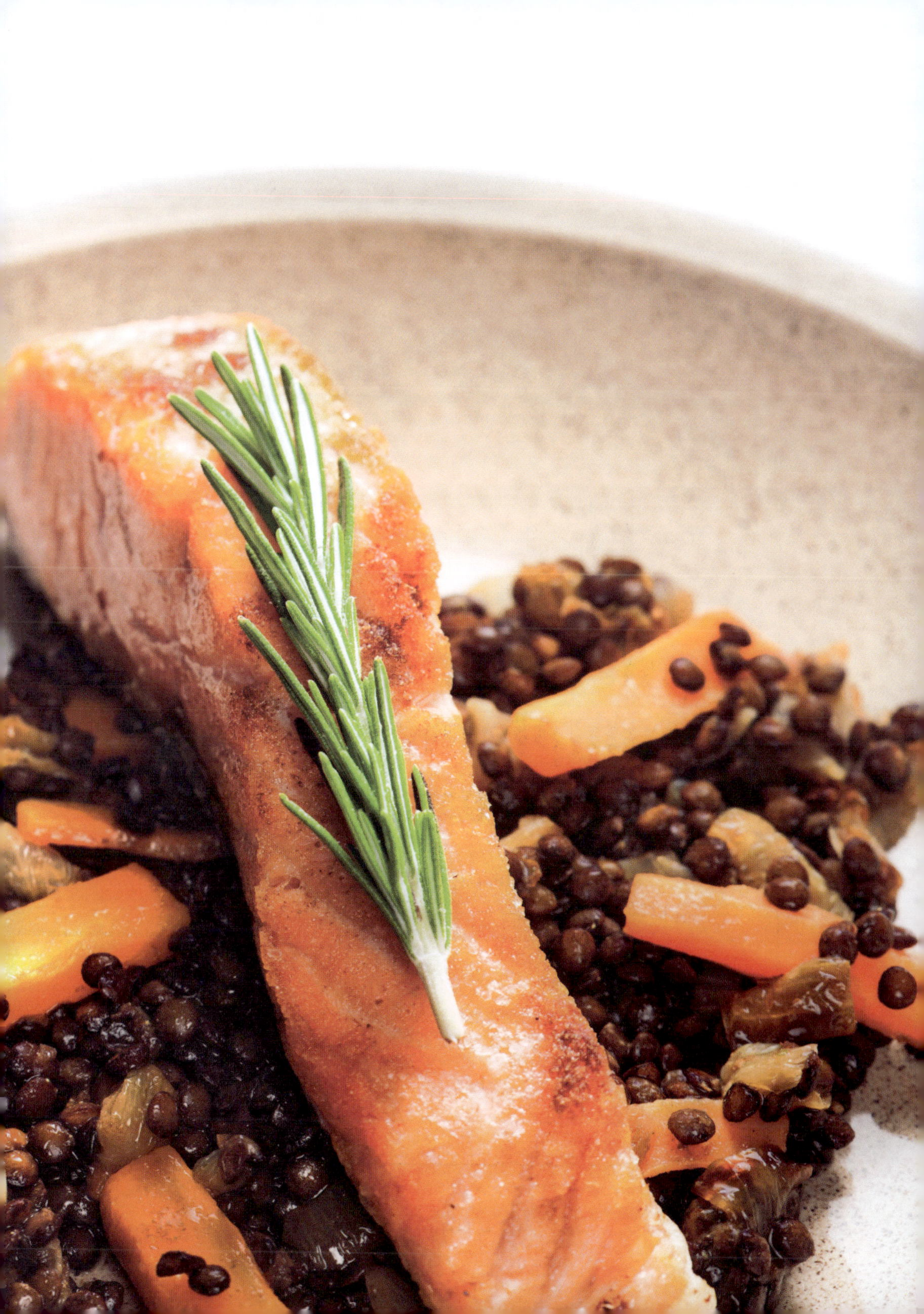

Lundi

Mon rituel bien-être

» Et si on débutait une cure de compléments alimentaires ?

Magnésium, détox, hydratation de la peau, gestion des hormones... Quel que soit son objectif, démarrer une cure donne envie de prendre soin de soi de façon globale. C'est la raison pour laquelle je vous recommande cette astuce, qui permet d'avoir encore plus de motivation pour bien manger et faire du sport en parallèle.

Le matin, on avale son cachet ou sa boisson en pleine conscience, et cela donne le *la* de la journée. Au programme ? Prendre soin de soi.

Comment choisir son complément alimentaire ? D'abord, écoutez-vous. Si votre peau tiraille, une cure d'huile d'onagre ou de bourrache bio peut vous aider à l'hydrater. Si vous souffrez de syndrome prémenstruel, je vous conseille le Balance & Glow de Aime. Si vous avez un coup de fatigue, misez sur le magnésium, marin et bio de préférence, et sur le CBD sous forme d'huile de chez Remedeus si vous avez besoin de vous relaxer.

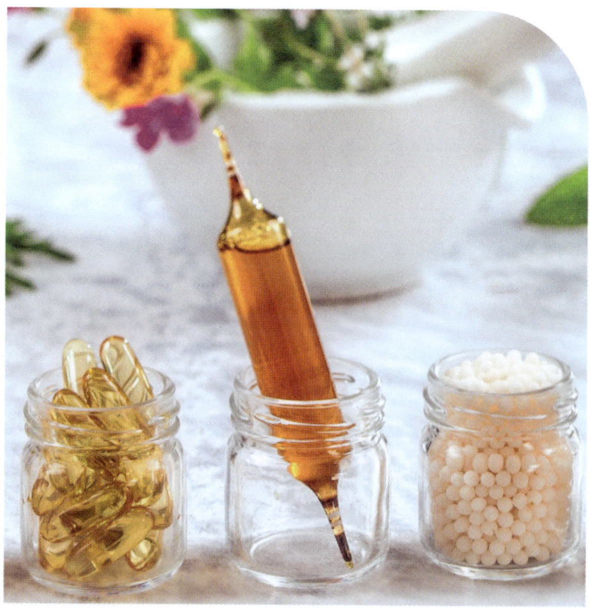

Ma séance de bodysculpt

30 minutes

ULTRA-COMPLÈTE, ELLE PERMET DE TONIFIER L'ENSEMBLE DU CORPS TOUT EN TRAVAILLANT SON ENDURANCE.

1 Échauffement

(voir page 76)

2 Squats

Debout, les pieds à 10 h 10 à la largeur des hanches, on inspire en descendant les fesses le plus bas possible, et on remonte en les contractant et en soufflant.

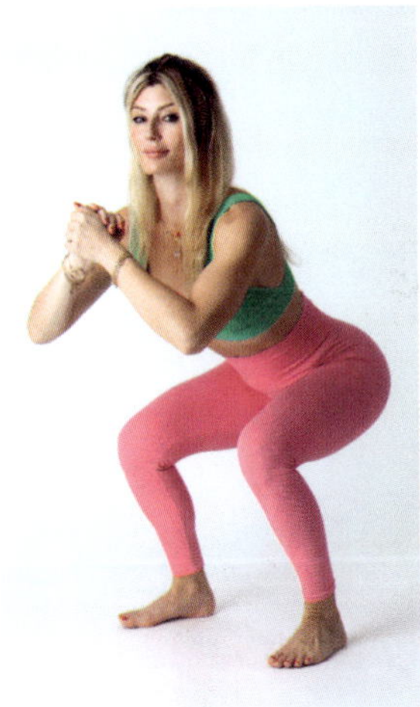

4 × 20 répétitions
+ 10 petits vers le bas.

+ OPTION :

On rajoute un élastique au-dessus des genoux et on prend des haltères dans les mains pour augmenter la difficulté.

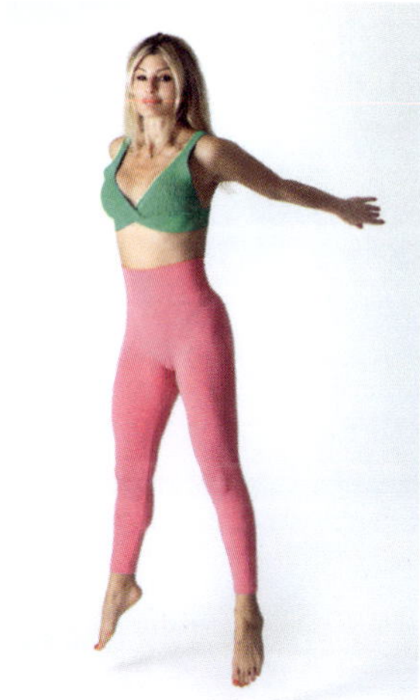

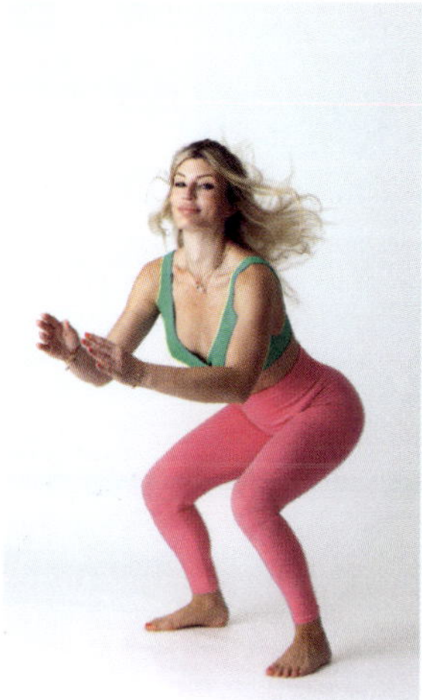

20 répétitions

3 Jump squats

Debout, les pieds à 10 h 10 à la largeur des hanches, on inspire en descendant les fesses le plus bas possible, et on remonte en les contractant et en soufflant et en sautant le plus haut possible.

+ OPTION + :
On rajoute un élastique au-dessus des genoux, on prend des haltères dans les mains et on place des lests au niveau des chevilles pour augmenter la difficulté.

4 Push up poitrine et triceps

En appui sur les genoux et les mains plus larges que les épaules, on inspire en pliant les coudes vers l'extérieur et on souffle en les tendant.

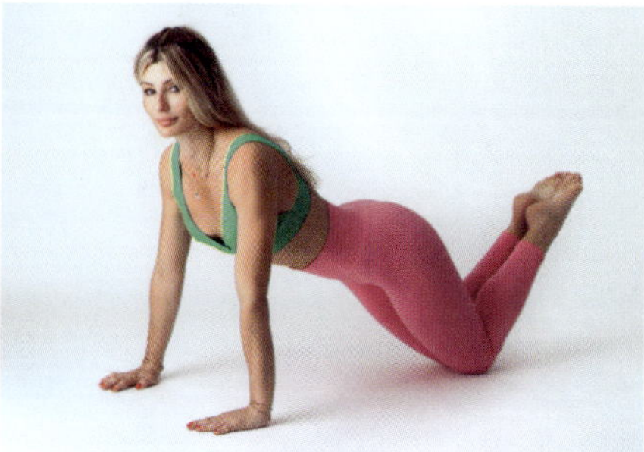

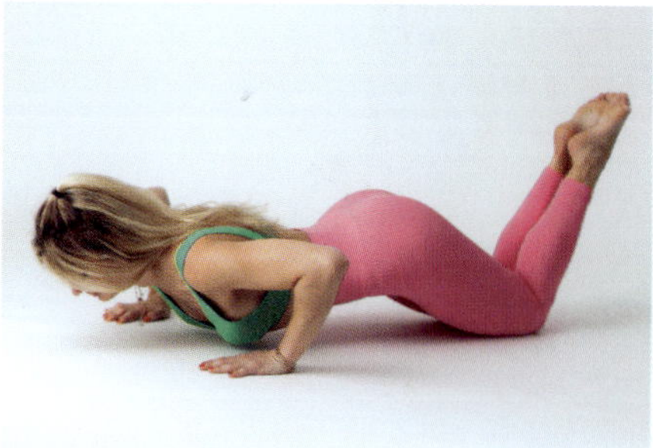

2 × 15

+ OPTION + :
On réalise ces deux variantes de pompes en se plaçant sur les pieds.

Puis, en appui sur les genoux et les mains à la largeur des épaules, on inspire en pliant les coudes et en les gardant collés au buste, et on souffle en les tendant.

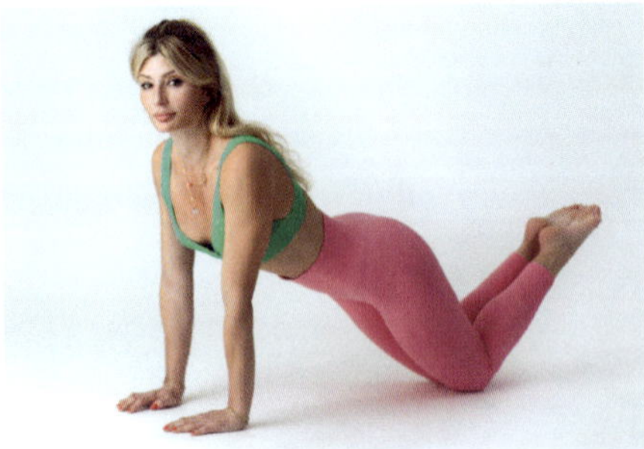

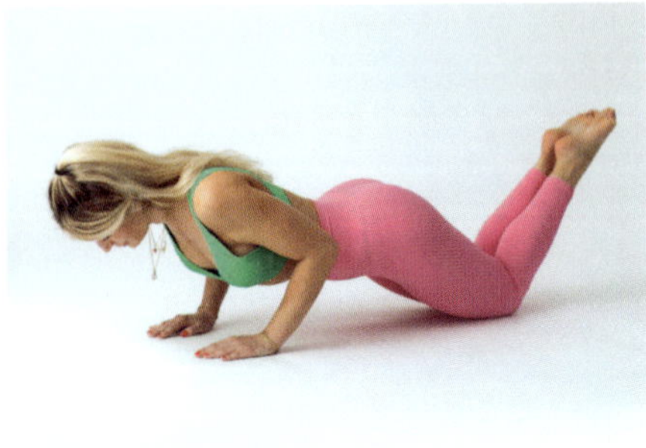

2 × 15

5 Cardio

Debout, on fait des talons-fesses.

On enchaîne avec des montées de genoux.

On piétine le sol très rapidement, en décollant à peine les pieds.

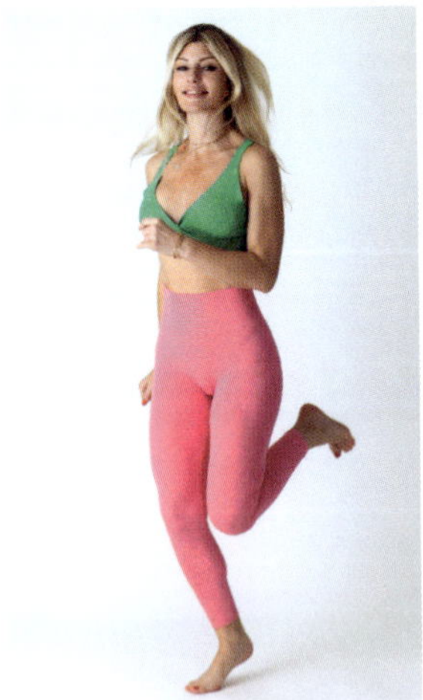

30 secondes

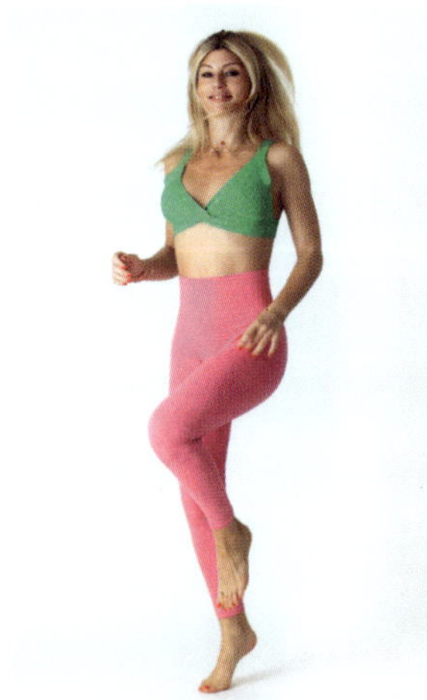

30 secondes

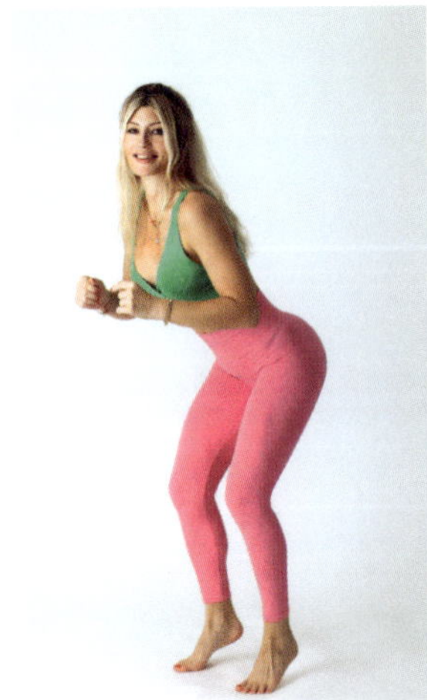

30 secondes

On fait des jumping jacks : on démarre les bras de part et d'autre du corps, paume vers l'avant, jambes serrées, et on saute en l'air en écartant les jambes et en ramenant les bras au-dessus de la tête.

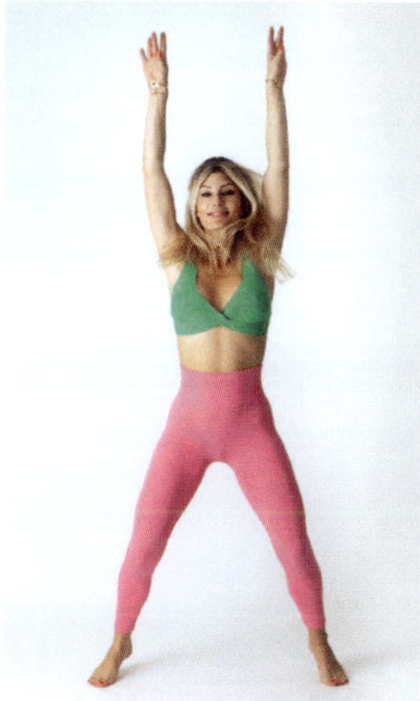

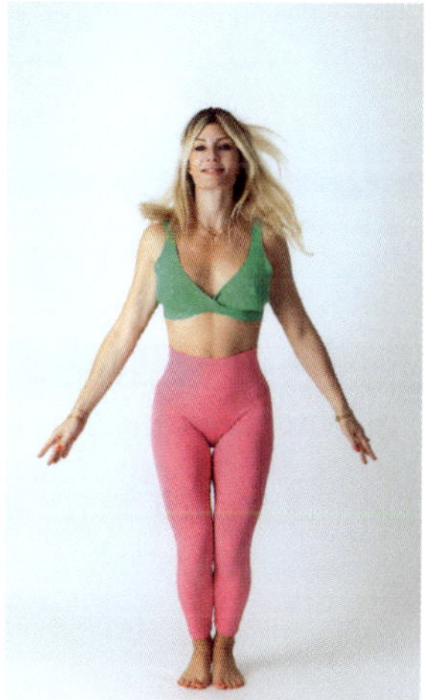

30 secondes

Pause de 30 secondes, et on recommence l'enchaînement 2 fois.

+ OPTION + :

On rajoute un élastique au-dessus des genoux, on prend des haltères dans les mains et on place des lests au niveau des chevilles.

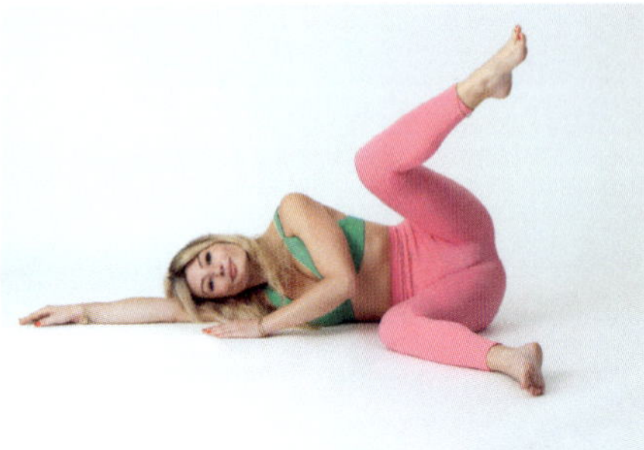

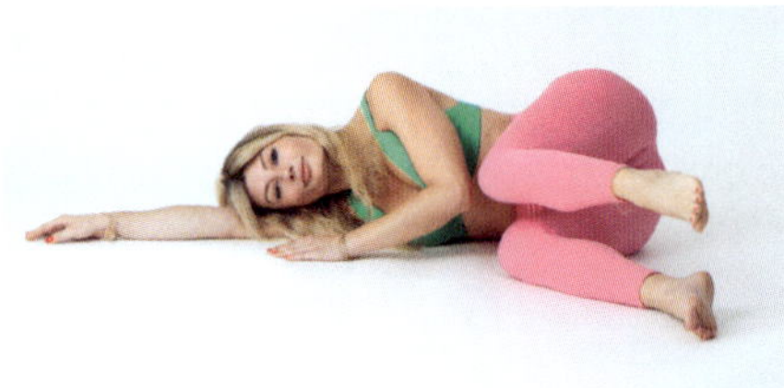

30 répétitions + 30 petits vers le haut

6 **Fessiers**

Allongé·e sur le côté, le bras tendu au sol et la tête appuyée dessus, on plie les jambes, de manière à ce que les genoux soient au niveau du nombril. On monte la jambe vers le ciel en soufflant. On recommence de l'autre côté.

+ OPTION + :

On rajoute un élastique au-dessus des genoux et des lests au niveau des chevilles.

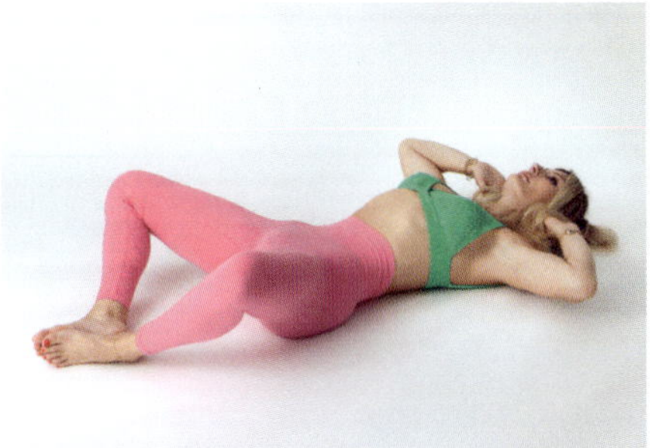

7 Abdos

Allongé·e sur le dos, les jambes en diamant, les phalanges derrière les oreilles et les coudes bien ouverts avec le menton décollé du sternum, on décolle les épaules vers le ciel en soufflant.

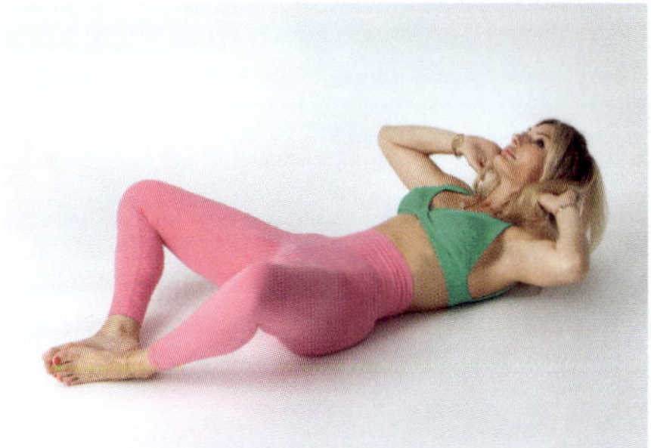

30 + 30 petits vers le haut

En planche en appui sur les genoux, les mains sous les épaules, on tient 1 minute en rentrant le ventre au maximum et en engageant son périnée.

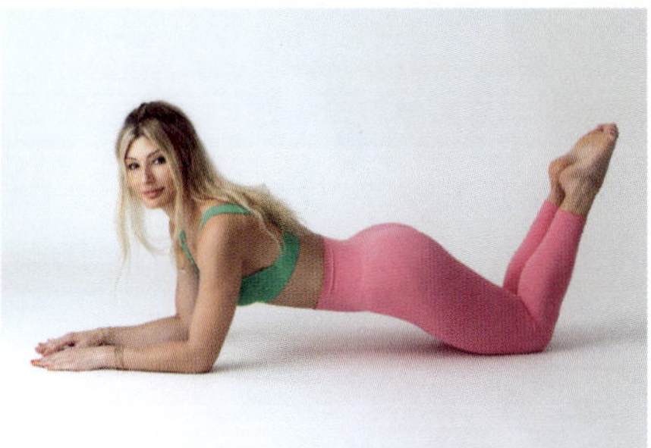

+ OPTION + :
On se place sur les pieds.

8 Étirements

(voir page 78)

Mardi

Mon rituel bien-être

» Les clés pour bien commencer sa journée

Dès le réveil, on chouchoute son corps. Pour un effet détox, on n'hésite pas à boire soit un grand verre d'eau à jeun, soit, 3 fois par semaine maximum pour ne pas abîmer l'émail des dents, un jus de citron bio pressé avec un peu d'eau tiède. Ensuite, place au petit déjeuner, qui doit être équilibré mais aussi gourmand.

D'abord, une boisson chaude pour réhydrater l'organisme. Mes préférées ? Je suis addict au Matcha Glow de chez Aime (du matcha avec du collagène) et au café mixé avec des plantes adaptogènes de chez So Mush Organic (il en existe un mélange spécial beauté, un Spirit Boost…). Et *quid* du sport à jeun ? Si on souhaite s'amincir, s'entraîner le ventre vide peut être efficace. Mais encore faut-il le pouvoir. Dans tous les cas, je recommande une collation en milieu de matinée (amandes, noix, fruits…).

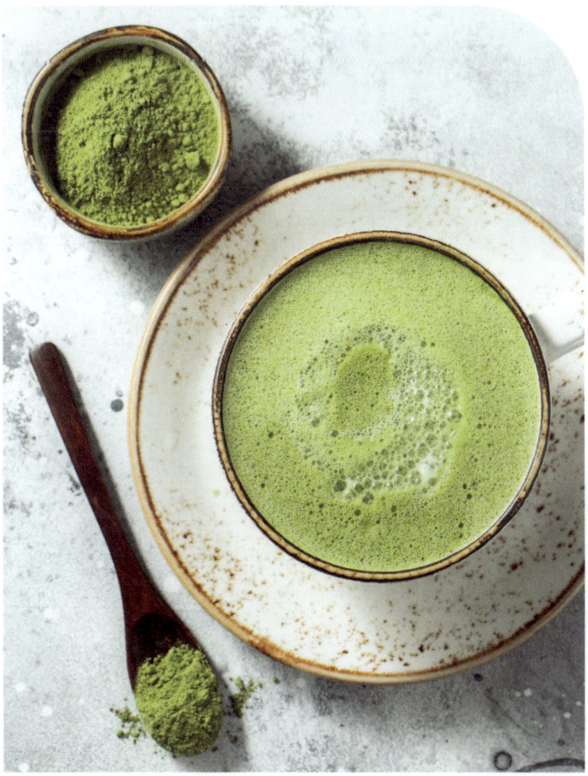

Mercredi

Mon rituel bien-être

» Le brossage à sec, pour drainer et dégommer la peau d'orange

Millénaire et venue d'Inde, la pratique est issue de la médecine ayurvédique, une science dédiée au bien-être physique et mental. Mais c'est aussi une technique utilisée au Japon depuis des milliers d'années. À l'instar de nombreux soins de beauté ancestraux comme le brossage de la langue, cette technique connaît un nouvel âge d'or. Logique, puisqu'elle est économique, simple à réaliser et rapide.

Avec une brosse spécifique conçue avec des matières naturelles (bois, poils de sanglier, bambou…) et que l'on trouve dans les rayons beauté des grandes marques et des magasins bio, on réalise des mouvements rapides toujours en partant du bas vers le haut, et en commençant toujours par la partie gauche du corps. De la cheville jusqu'à l'aine (une zone à ne pas oublier pour évacuer la lymphe), puis on recommence sur la jambe droite. On insiste sur les fesses, puis on fait des mouvements circulaires dans le sens des aiguilles d'une montre sur le ventre. Enfin, on remonte du bras jusqu'à l'épaule gauche, puis la même chose du côté droit.

À la clé ? Une action drainante et exfoliante. Bonne nouvelle, puisque la fonction d'élimination de la lymphe est souvent paresseuse chez les femmes, elle a donc besoin d'être boostée. Quant à l'exfoliation, elle permet de tonifier la peau, d'en améliorer l'aspect mais aussi de rendre l'épiderme plus réceptif aux soins cosmétiques. Le bon rythme ? Tous les matins, avant la douche.

Ma séance de Pilates abdos & taille

30 minutes

ON MET EN PLACE LES RÉFÉRENTIELS DU PILATES, ALLONGÉ·E SUR LE DOS. ON RÉALISE 10 RESPIRATIONS POUR CHAQUE MOUVEMENT.

1 Échauffement roll'up

Allongé·e sur le dos, les bras au-dessus de la tête, on souffle en remontant le buste et en le relâchant sur les jambes.

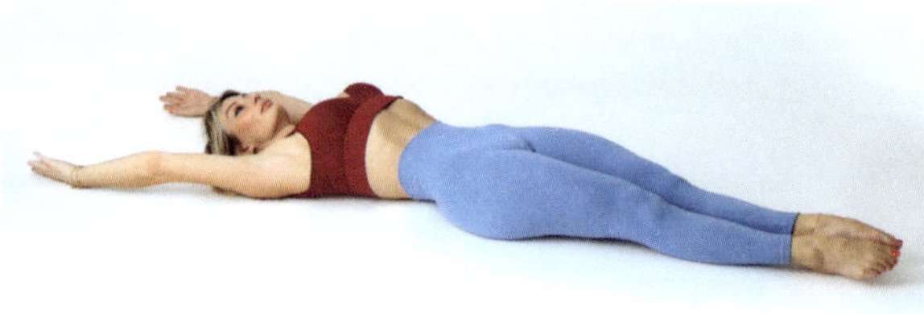

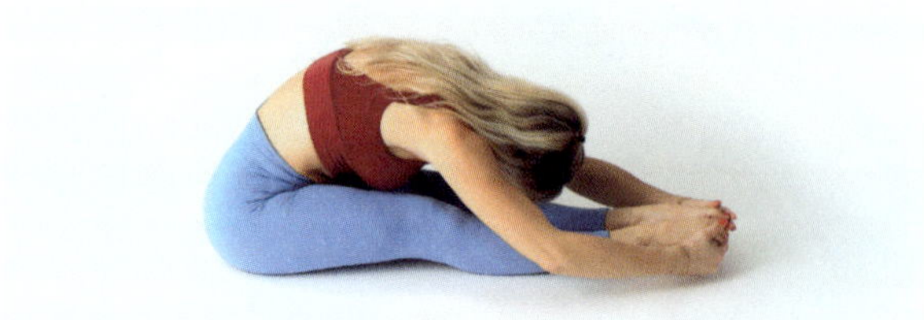

2 Tap'up

Allongé·e, la tête décollée du sol, on plie un genou et on le tire vers la poitrine, tandis que l'autre jambe est tendue à 5 centimètres du sol. On inspire et on fait la même chose de l'autre côté, puis on souffle en faisant la même chose. (Il y a deux mouvements sur une inspiration, et deux mouvements sur une expiration).

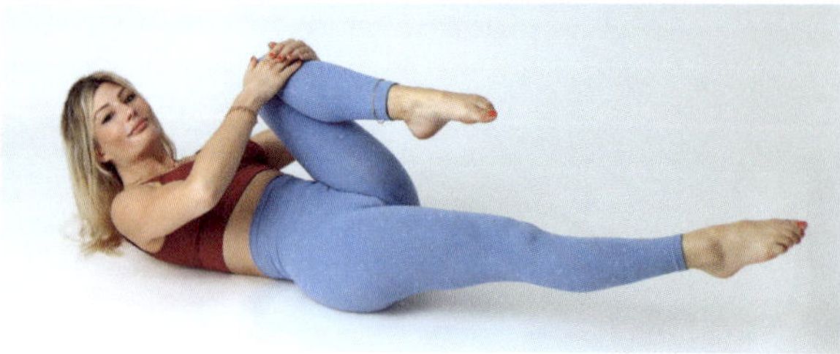

3 Hundred

Allongé·e, la tête décollée, les jambes en angle droit et les bras le long du corps, on fait des petits mouvements avec les bras pendant 5 secondes en inspirant, puis en expirant pendant 5 secondes.

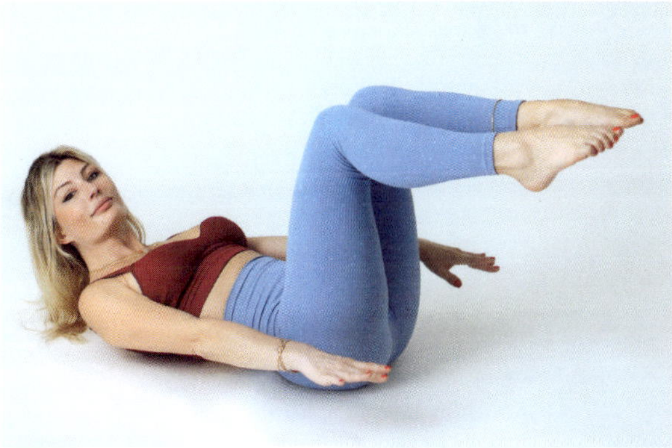

+ OPTION + :
On tend les jambes en diagonale pour plus de difficulté.

4 Scissors

Allongé·e, les phalanges derrière les oreilles et les coudes bien ouverts, avec les jambes en angle droit, on descend les jambes en inspirant (elles doivent rester en angle droit) jusqu'à effleurer le sol avec le pied, et on remonte en soufflant.

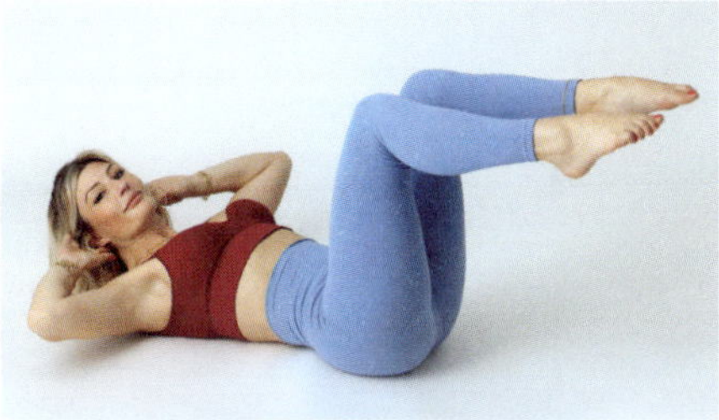

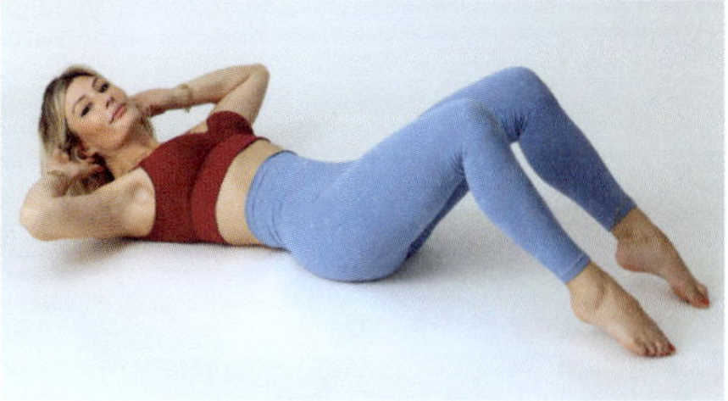

5 Criss Cross

Allongé·e, les phalanges derrière les oreilles et les coudes bien ouverts, avec les jambes tendues en diagonale, on inspire en ramenant l'épaule droite vers le genou gauche puis l'épaule gauche vers le genou droit, puis on souffle en faisant la même chose.

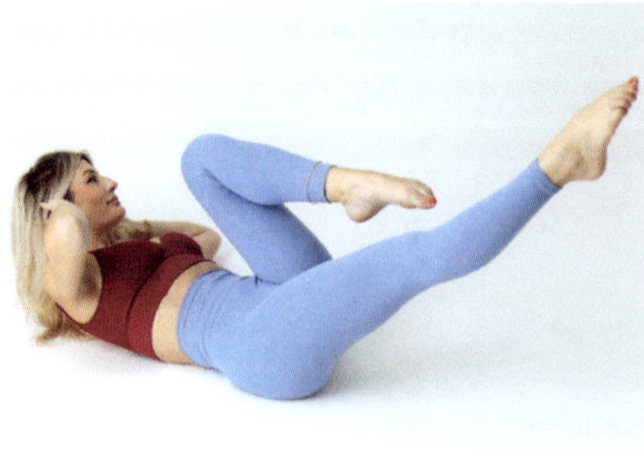

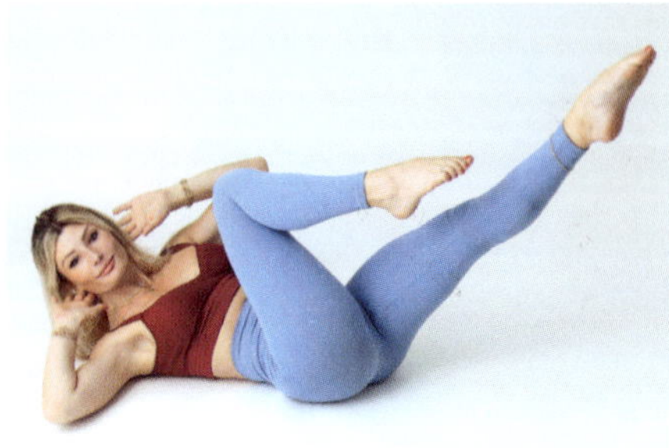

6 Double leg stretch

Allongé·e avec les jambes en angle droit et les bras le long du corps, on inspire en tendant les jambes en diagonale et les bras au-dessus de la tête (sans poser la tête au sol), et on souffle en revenant en position initiale.

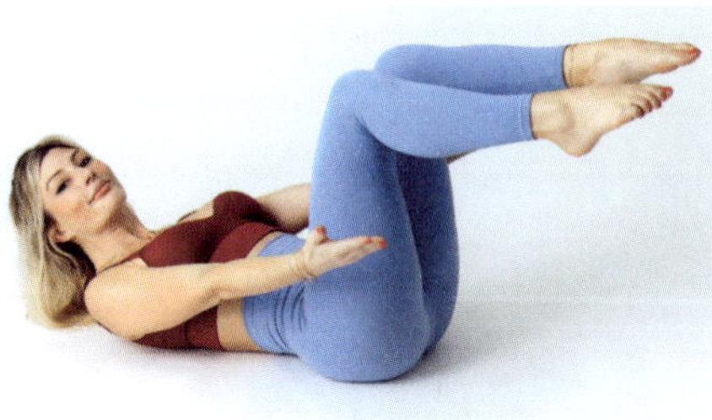

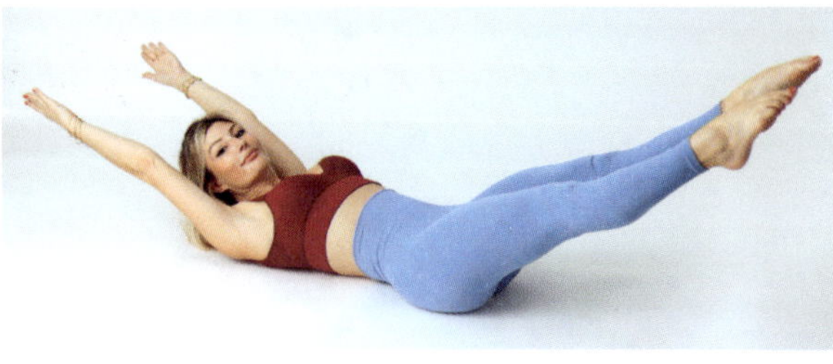

7 Planche latérale dynamique côté droit

Sur le côté, en appui sur les genoux et le coude, on inspire en montant les hanches vers le ciel deux fois et on souffle en baissant les hanches deux fois.

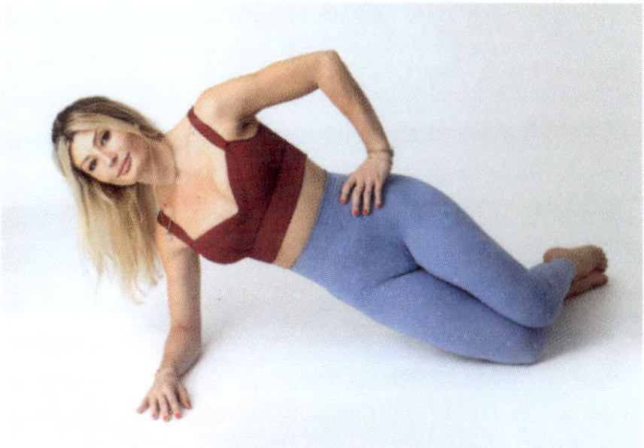

+ OPTION + :
On se place sur les pieds.

8 Planche latérale dynamique côté gauche

Sur le côté, en appui sur les genoux et le coude, on inspire en montant les hanches vers le ciel deux fois et on souffle en montant les hanches deux fois.

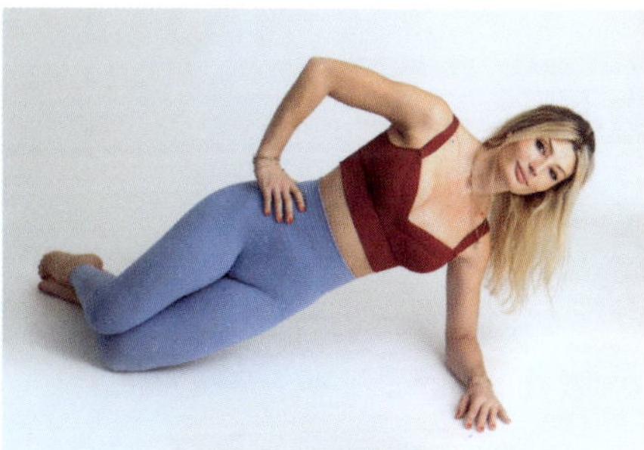

+ OPTION + :
On se place sur les pieds.

Jeudi

Mon rituel bien-être

» Prendre soin de son nerf vague

Il est méconnu. Pourtant, plus on en prend soin, plus ça se voit sur la peau, et le bien-être général. C'est le plus long nerf du corps. Il part du cerveau, puis passe par les oreilles, la gorge, le cœur, les poumons, le foie, le tube digestif, le pancréas et les reins. Tel un chef d'orchestre, il dirige tous ces organes. Mais il est aussi le messager du système parasympathique. Quésaco ? Le système nerveux autonome (celui qui gère la digestion, la régulation de la température du corps, la sécrétion des hormones…) est composé de deux branches, l'orthosympathique, qui est comme un accélérateur des fonctions du corps, et le parasympathique, qui joue le rôle de frein. Le hic, c'est que ce dernier est souvent malmené à cause d'un rythme de vie qui va trop vite. La solution ? Prendre soin de son nerf vague, afin de rééquilibrer le système parasympathique en lui redonnant toute sa place, tout en régulant l'orthosympathique.

Pour ça, quatre méthodes ultra-efficaces. D'abord, on pense à respirer profondément, plusieurs fois par jour. Ensuite, on mise sur la visualisation, en respirant profondément et en créant des images mentales agréables 2 fois 5 minutes par jour environ. Puis on pousse la chansonnette. Si, si, puisque chanter revient à pratiquer un exercice de respiration de longue durée. En plus, les vibrations sonores dans le fond de la gorge agissent comme un massage sur les tissus du larynx et du pharynx, qui sont directement innervés par le nerf vague. Enfin, on se gargarise avec de l'eau tiède afin d'activer la zone de la gorge qui est gérée par le nerf vague.

Vendredi

Mon rituel bien-être

» (Ré) apprendre à respirer

Dans son lit au réveil, dans les transports, au bureau, en marchant ou en se couchant, on pratique la cohérence cardiaque pour se détendre, oxygéner le corps mais aussi chouchouter son nerf vague. L'exercice ? On inspire pendant 5 secondes par le nez et on expire durant 5 secondes par la bouche ou le nez. Simple et ultra-efficace. Le rythme idéal ? Deux fois 10 minutes par jour.

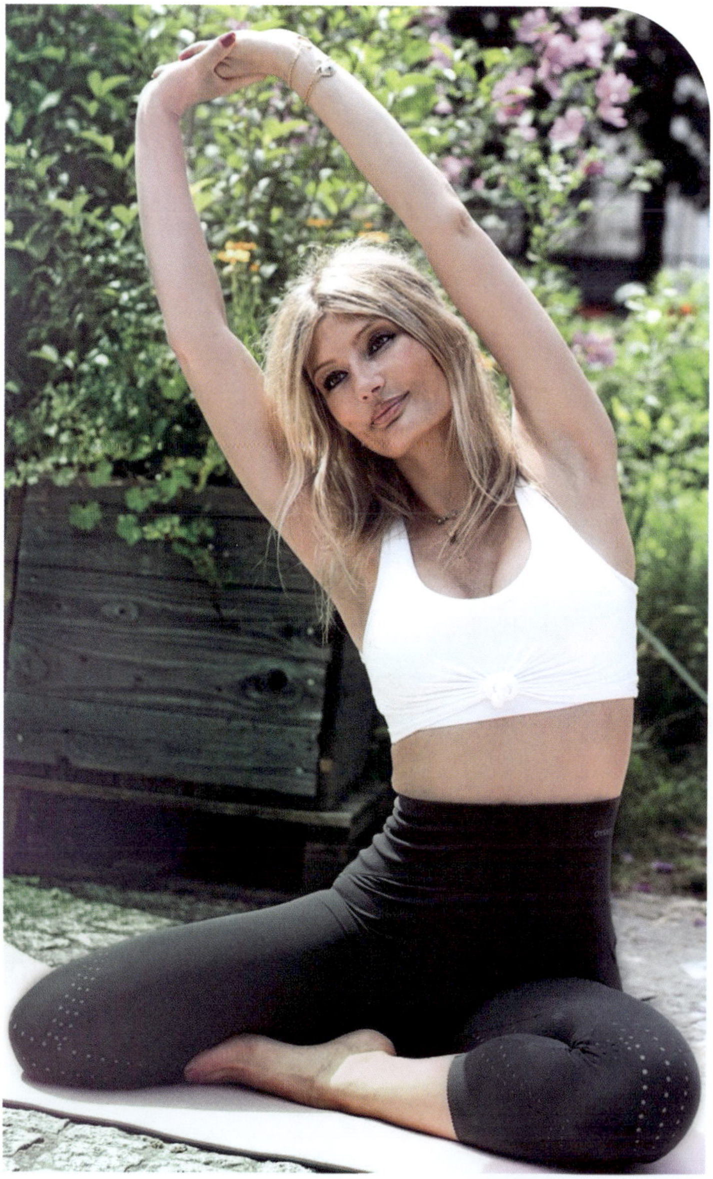

Ma séance cardio booty

30 minutes

1 Échauffement
(voir page 76)

2 Élévation latérale pour les fesses

Debout, avec de préférence un élastique au-dessus des genoux, on penche le buste vers l'avant et on fléchit la jambe droite. On monte la jambe gauche fléchie sur le côté en soufflant, et on l'abaisse en inspirant. À faire des deux côtés.

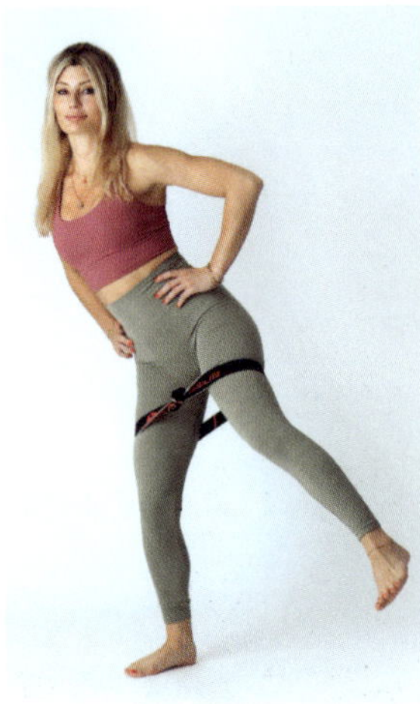

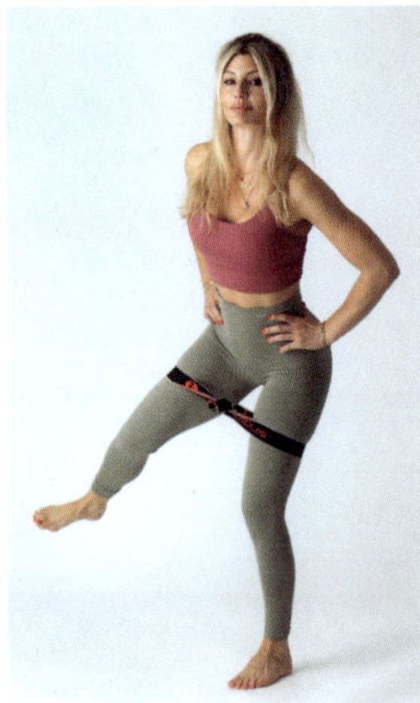

30 + 15 petits vers le haut

+ OPTION + :
On rajoute des lests aux chevilles.

3 Jump squats

Debout, les pieds à 10 h 10 à la largeur des hanches, on inspire en descendant les fesses le plus bas possible, et on remonte en les contractant et en soufflant et en sautant le plus haut possible.

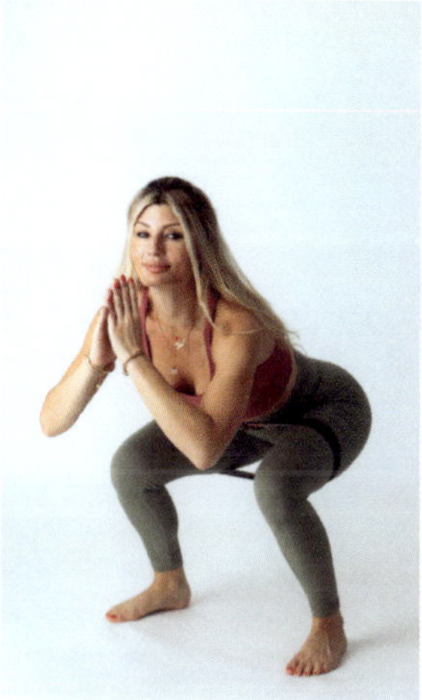

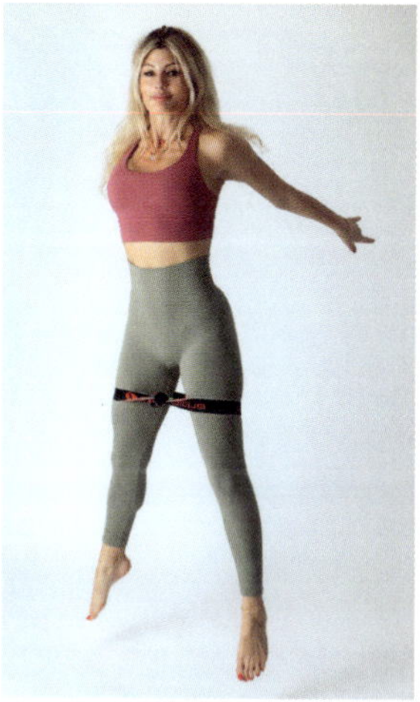

20 répétitions

+ OPTION + :

On rajoute un élastique au-dessus des genoux, on prend des haltères dans les mains et on place des lests au niveau des chevilles pour augmenter la difficulté.

4 Grand fessier en quadrupédie

À quatre pattes, en appui sur les coudes, on tend la jambe droite, on flexe le pied, et on la monte en soufflant et en se concentrant sur les fesses. On inspire en descendant.

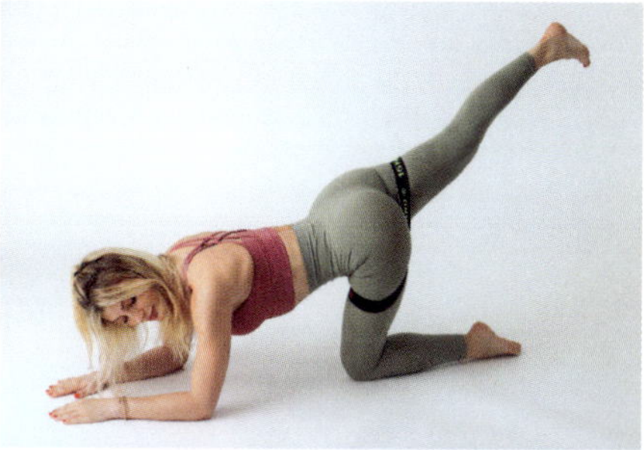

30 répétitions + 30 petits vers le haut

+ OPTION + :

On rajoute un élastique au-dessus des genoux et des lests au niveau des chevilles.

5 Étirements numéros 1, 2, 4

(voir page 78)

Samedi

Mon rituel bien-être

» On opte pour la gym du visage

Plus de glow, moins de rides et d'imperfections, c'est ce que promet cette discipline aussi efficace que ludique. L'idée ? Tous les jours pendant 3 minutes minimum, on masse la peau, on défroisse les muscles et on les étire. Toucher son visage, c'est comme masser son corps, cela permet de reprendre conscience de sa peau et de son image. L'idée ? Utiliser ses mains ou des accessoires tels que le gua sha, les mushrooms ou le roll on (à shopper sur sentara.com) et apprendre les bons gestes auprès de professionnelles comme Emmanuelle

Rodeghiero, une de mes amies qui propose des tutos sur son Instagram @littlebiceps, en ligne avec Sylvie Lefranc (sylvielefranc.fr) ou encore avec Gym Beauté Payot sur payot.com

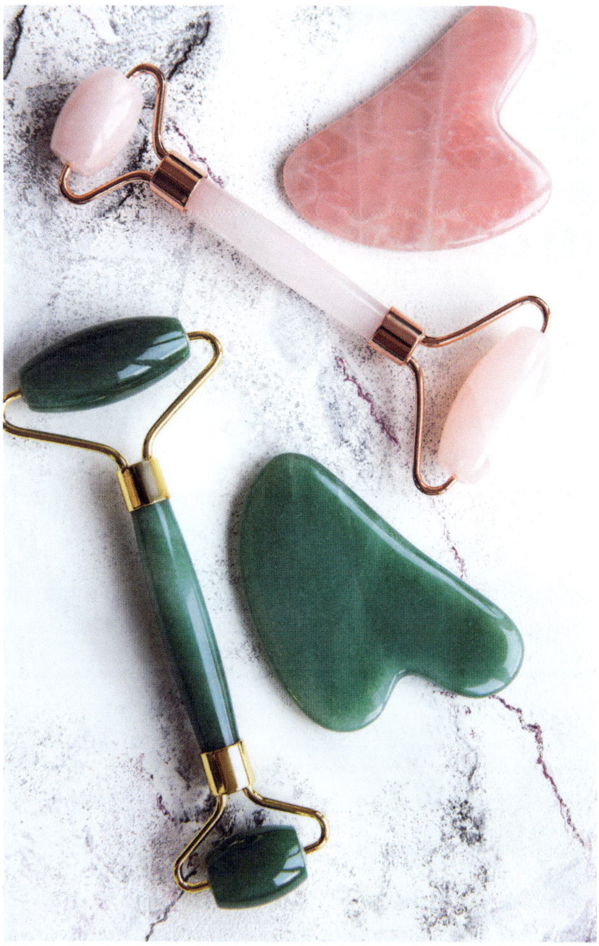

Dimanche

Mon rituel bien-être

» Je tonifie mon périnée

Le périnée est un ensemble de muscles en forme de hamac qui va du pubis jusqu'au coccyx. Également appelée « plancher pelvien », cette région soutient la vessie et l'intestin, mais aussi l'utérus chez la femme. Pour le sentir, il suffit de faire comme si on voulait se retenir d'uriner ; le muscle qui se contracte, c'est le périnée.

Multifonction, il maintient les organes abdominaux et permet la conservation et l'évacuation des selles et de l'urine. Sa tonicité joue un rôle majeur lors de l'accouchement, mais aussi pendant les rapports sexuels. Or, s'il y a un manque d'élasticité et de tonus dans cette région, cela peut engendrer des incontinences urinaires ou encore un prolapsus, c'est-à-dire une descente d'organes. C'est pourquoi il est indispensable d'effectuer une rééducation périnéale après l'accouchement et de (re)muscler cette zone pelvienne de façon régulière afin d'éviter ces désagréments.

Pour le protéger, cela passe d'abord par une bonne posture. Au quotidien, on s'auto-grandit : on allonge la nuque et on abaisse les épaules, comme si l'on voulait augmenter la distance entre la tête et le coccyx. Ensuite, on respire correctement. Trop souvent, on a la mauvaise habitude de gonfler le ventre à l'inspiration, or cela provoque une poussée vers le bas du diaphragme, qui entraîne à son tour une pression sur le périnée et une distension des abdominaux. Pour bien faire, il faut chercher à inspirer en se grandissant, et expirer du bas vers le haut, c'est-à-dire du périnée vers le nez. Ainsi, on évite toute hyperpression sur le plancher pelvien. Et pour garder une région pelvienne tonique, on commence par expirer en contractant le périnée, puis on le relâche en inspirant. On recommence 10 fois de suite. Ensuite, on serre le périnée pendant 3 respirations complètes. L'objectif ? Réaliser ces petits exercices chaque jour sous la douche, dans les transports ou en cuisinant.

Pour savoir où on en est avec son périnée

On fait un bilan avec un spécialiste à l'Institut de Gasquet ou au cabinet Daya à Montpellier (cabinet-daya.fr).
On suit les cours « Forme après bébé » à l'Institut de Gasquet, Paris 14e, sur degasquet.com, ou à Bordeaux, kine-perinee-bordeaux.fr
On shoppe le passeport périnéal, un véritable manuel-coach conçu par l'association Sport et spécificités féminines, sur sport-sf.com
On lit *Périnée, arrêtons le massacre !* et *Mon corps après bébé, tout ou presque se joue avant 6 semaines* de Bernadette de Gasquet aux éditions Marabout. Et *Les Dialogues du périnée* d'Alain Bourcier et Jean Juras, aux éditions Odile Jacob.

Ma séance de stretching

30 minutes

1 Assis·e, les jambes en diamant, on se grandit et on fait 3 respirations profondes par le nez.

2 On relâche la tête à droite, puis à gauche, puis on fait un cercle dans un sens, puis dans l'autre.

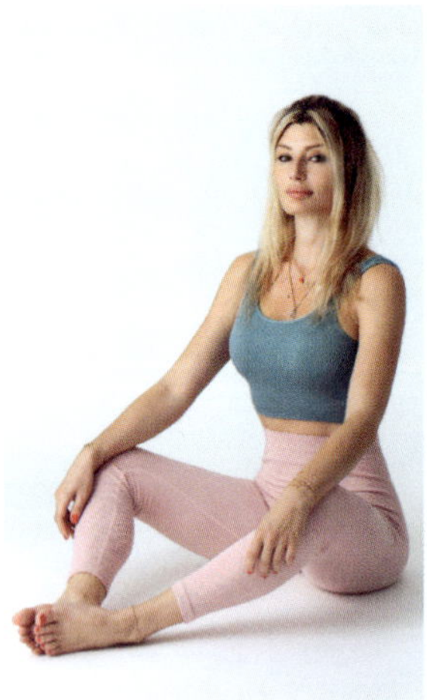

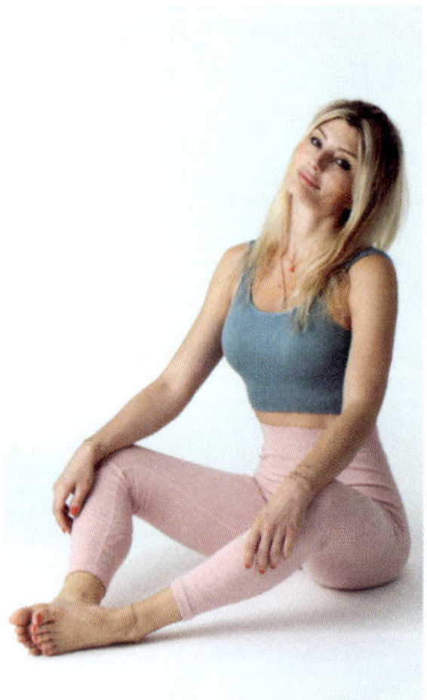

3 Toujours les jambes en diamant, on relâche le buste en soufflant, on tient 15 secondes.

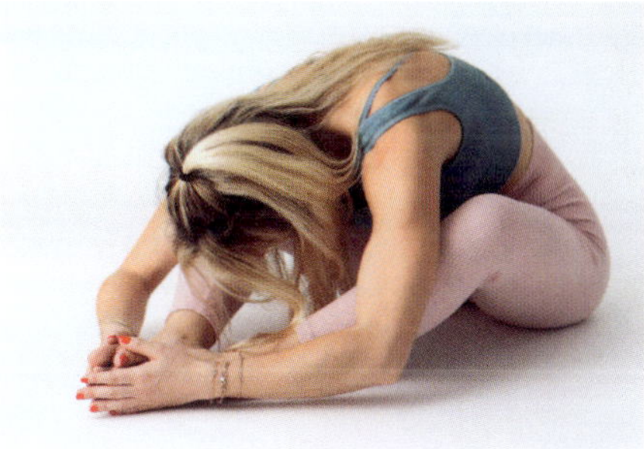

4 On tend les jambes devant soi, et on relâche le buste vers l'avant en expirant pendant 30 secondes.

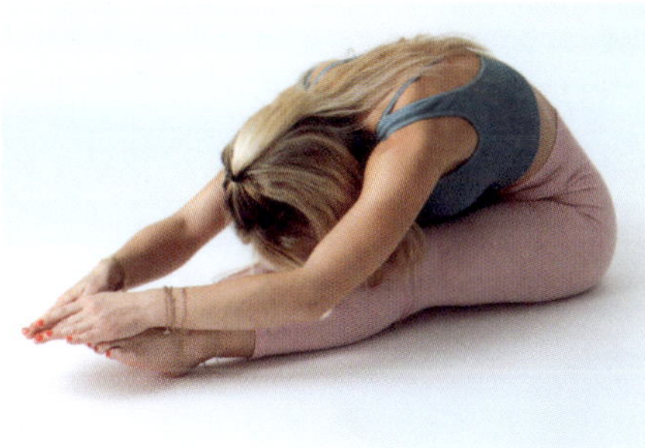

5 On se place en fente, la jambe gauche devant, le genou bien au-dessus de la cheville, on place ses mains autour du pied, on tend la jambe arrière et on laisse le bassin descendre en soufflant durant 15 secondes. On fait la même chose de l'autre côté.

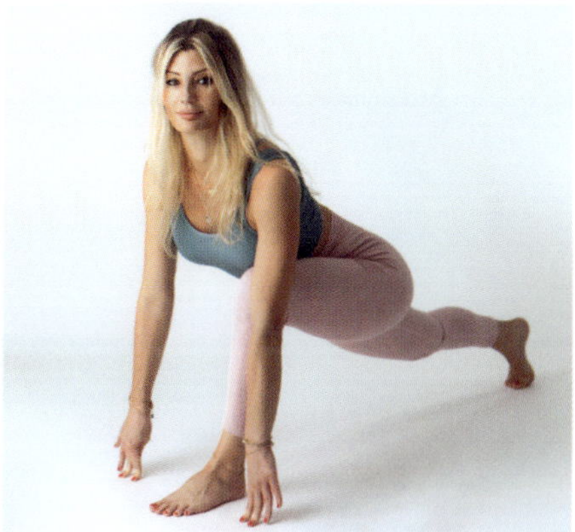

6 On tend les jambes, une devant et une derrière, les pieds parallèles à la largeur des hanches, et on relâche le buste vers le genou de la jambe avant, durant 15 secondes. On recommence avec l'autre jambe.

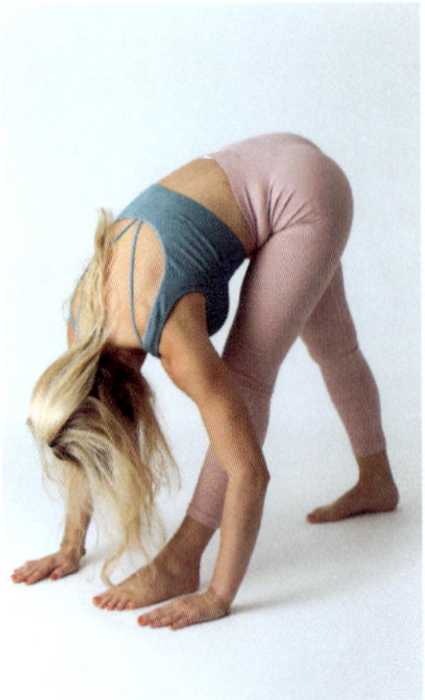

7 Assis·e les jambes écartées au maximum, on relâche le buste vers l'avant, sans forcer, en expirant doucement durant 30 secondes.

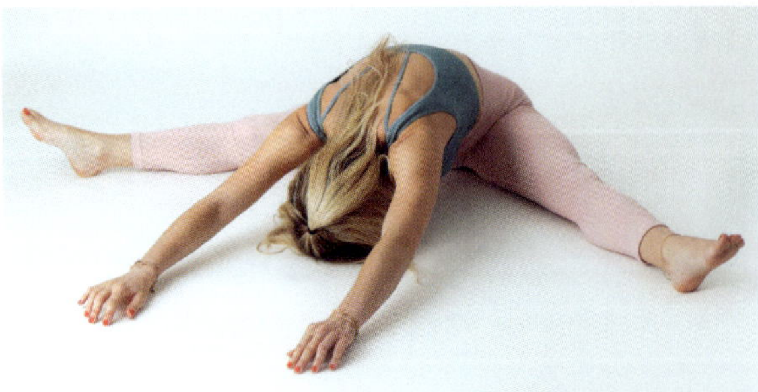

8 Allongé·e sur le dos, on passe les bras au-dessus de la tête et on s'étire jusqu'au bout des mains et des pieds, puis on relâche d'un coup.

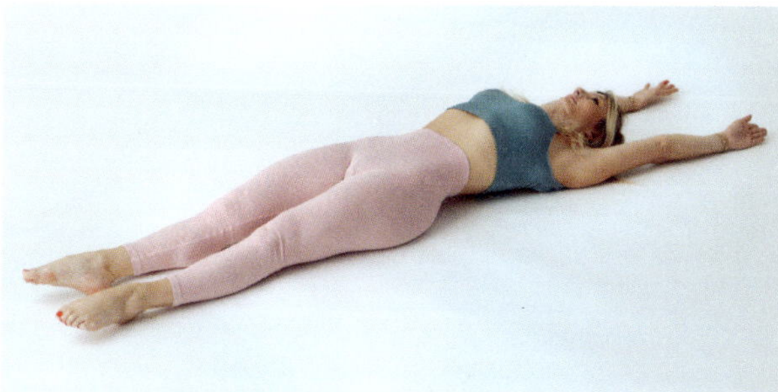

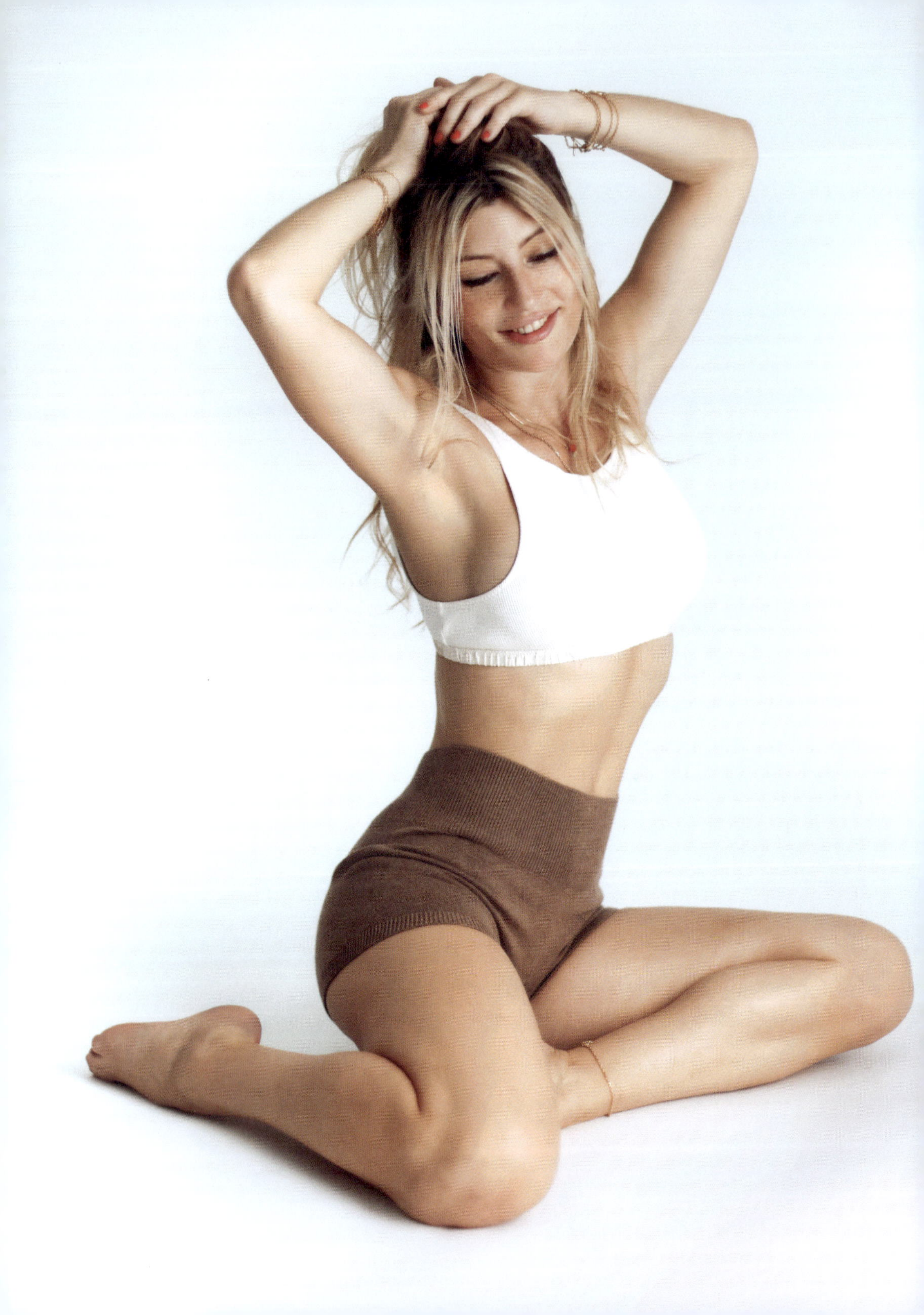

Semaine 2

» L'objectif de la semaine

On entre dans la deuxième phase du programme, sans doute quelque peu courbaturé·e, non ? Si oui, ne vous inquiétez pas, à la fin des 21 jours, vous aurez beaucoup moins de courbatures et je vais vous donner mes astuces pour vous aider à les diminuer. L'idée de ces prochains jours ? Ressentir les bienfaits de cette première semaine passée ensemble, en prendre vraiment conscience afin d'avoir envie de continuer à **prendre soin de vous** de façon holistique (sport, alimentation, soins du corps, respiration...), au quotidien, et sur le long terme. Et pour vous y aider cette semaine, je vous propose des rituels antistress simples et efficaces.

» Le mood de la semaine

Pour ne pas zapper ses séances de sport, l'idéal est de les noter sur son agenda, au même titre qu'un rendez-vous professionnel. Avant tout, on fait le point. Suis-je plutôt du matin ou du soir ? Ai-je le temps de caler mon cours à la pause-déjeuner ? Ensuite, on organise sa semaine en notant dans son planning ses 4 mini-séances, et on s'y tient. Le top ? Laisser un jour de repos entre chaque entraînement.

Et pour rester motivé·e à bouger et se chouchouter, on commence par prendre des photos de soi pour mieux voir les résultats ensuite. On peut aussi prendre ses mensurations (poitrine, biceps droit, taille abdomen – un doigt sous le nombril –, hanches, cuisse droite). Enfin, on n'hésite pas à partager ses envies et ses difficultés avec un binôme (un·e ami·e, son·sa chéri·e) pour trouver du soutien quand on en a besoin. Allez, c'est parti !

MES MENSURATIONS :

» Date : .../.../...

» Poitrine :
» Biceps :
» Taille :
» Abdomen :
» Hanches :
» Cuisse :

COMMENT JE ME SENS AU BOUT DE 7 JOURS DE PRATIQUE ?

» Fier·ère de moi ❑
» Moins fatigué·e ❑
» Plus dynamique ❑
» Plus tonique ❑
» Plus confiant·e ❑
» Autres ....

LES DIFFICULTÉS QUE JE RENCONTRE :

» Le manque de temps ❑
» Les exercices pas toujours faciles ❑
» Les courbatures difficiles à supporter ❑
» Le Pilates et ses 5 référentiels qui mettent du temps à rentrer (c'est normal !!!) ❑
» La motivation, pas toujours au rendez-vous ❑
» Autres ....

» Mes recommandations culture

Cette semaine, je vous suggère quelques podcasts qui font du bien, qui donnent confiance en soi et qui mettent les femmes à l'honneur.

« Bliss Stories » : Quand on est maman, qu'on veut le devenir, ou pas, ce podcast déculpabilisant propose des témoignages de femmes poignants.

« Quoi de meuf » : Des conversations géniales autour de la pop culture et l'art en général.

« Le goût de M » : À l'image du magazine *M Le Monde*, ce podcast propose à des invité·e·s de partager leur notion du goût. Passionnant.

Ma playlist pour suivre les cours

- *Beggin* de Madcon
- *Temperature* de Sean Paul
- *Survivor* de Destiny's Child
- *Doo Wop* de Lauryn Hill
- *Love Don't Cost A Thing* de Jennifer Lopez
- *Don't Let Go* de En Vogue
- *Get Your Freak On* de Missy Elliott
- *Suga Suga* de Baby Bash, Frankie J
- *Cry Me A River* de Justin Timberlake
- *Easy* de Anna Wise et Xavier Omär

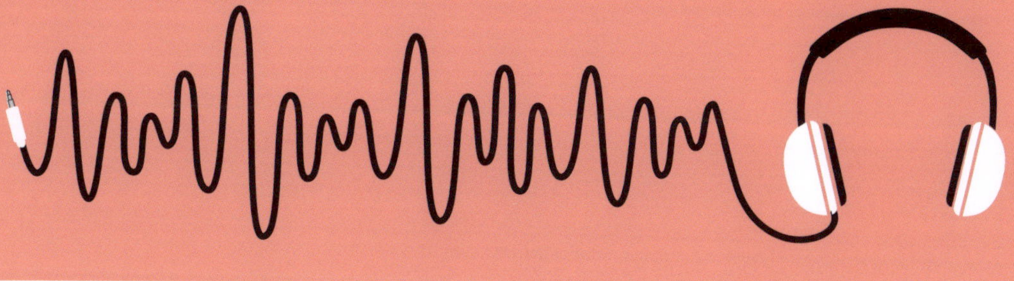

Un porridge aux fruits et graines de chia

Idéal pour un petit déjeuner healthy et copieux

Pour 1 personne

- 1 verre de lait végétal (amandes, riz, avoine…)
- 2 c. à soupe de graines de chia
- ½ verre de fruits frais de saison et secs coupés en petits morceaux

1. Le soir, on verse les graines de chia et le lait dans un bol, puis on place le tout au réfrigérateur toute la nuit.
2. Le lendemain, on ajoute les fruits frais et secs et on déguste.

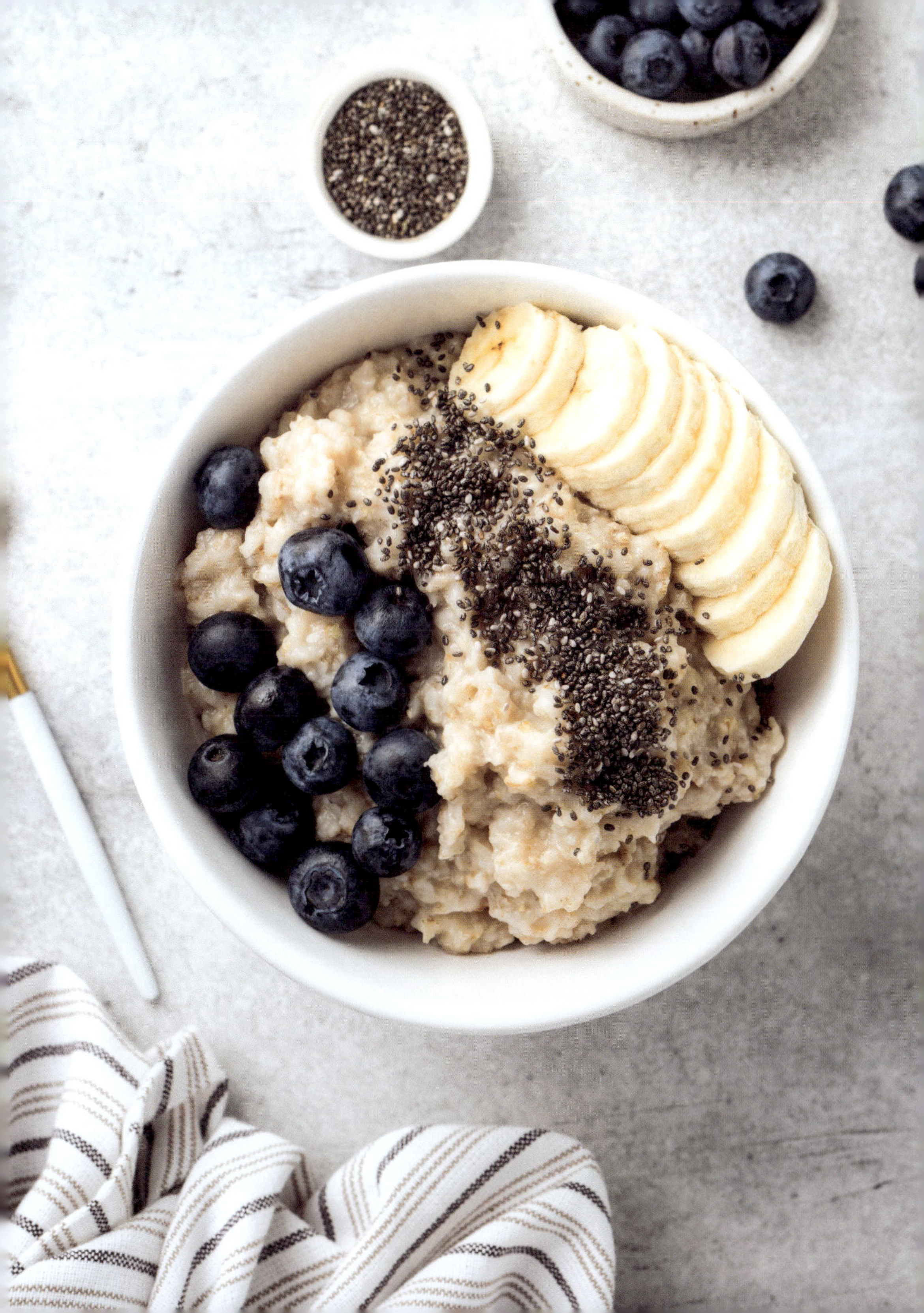

Une tarte poireaux-saumon-gingembre

Le plat réconfortant pour le déjeuner

Pour 1 tarte

- 1 pâte sablée
- 4 poireaux
- 2 pavés de saumon frais sauvage
- 1 petite racine de gingembre frais
- 2 c. à café de graines de chia
- 200 g de ricotta
- huile d'olive
- sel, poivre

1. Dans une poêle, on fait revenir les poireaux coupés en petits morceaux avec un peu d'huile d'olive.
2. Quand ils sont cuits, on ajoute le saumon coupé en dés, les graines de chia, la ricotta, le gingembre râpé en lamelles, du sel et du poivre.
3. On mélange, on place sur la pâte et on enfourne 25 minutes à 200 degrés.

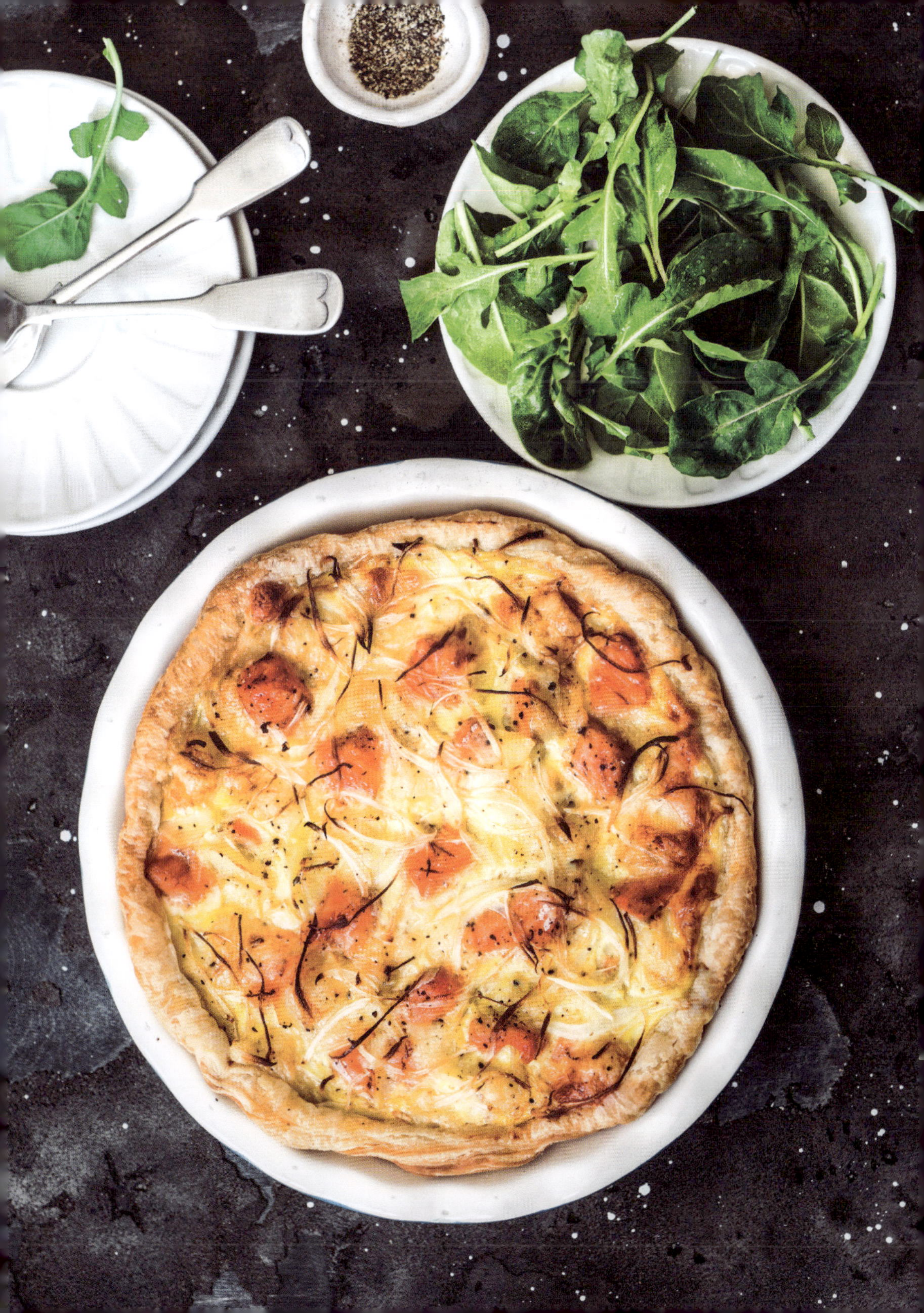

Un jus détox

À déguster frais en collation

Pour 1 personne

- 250 grammes d'épinards
- 2 pommes granny
- 1 citron bio

1 On met le tout dans une centrifugeuse.

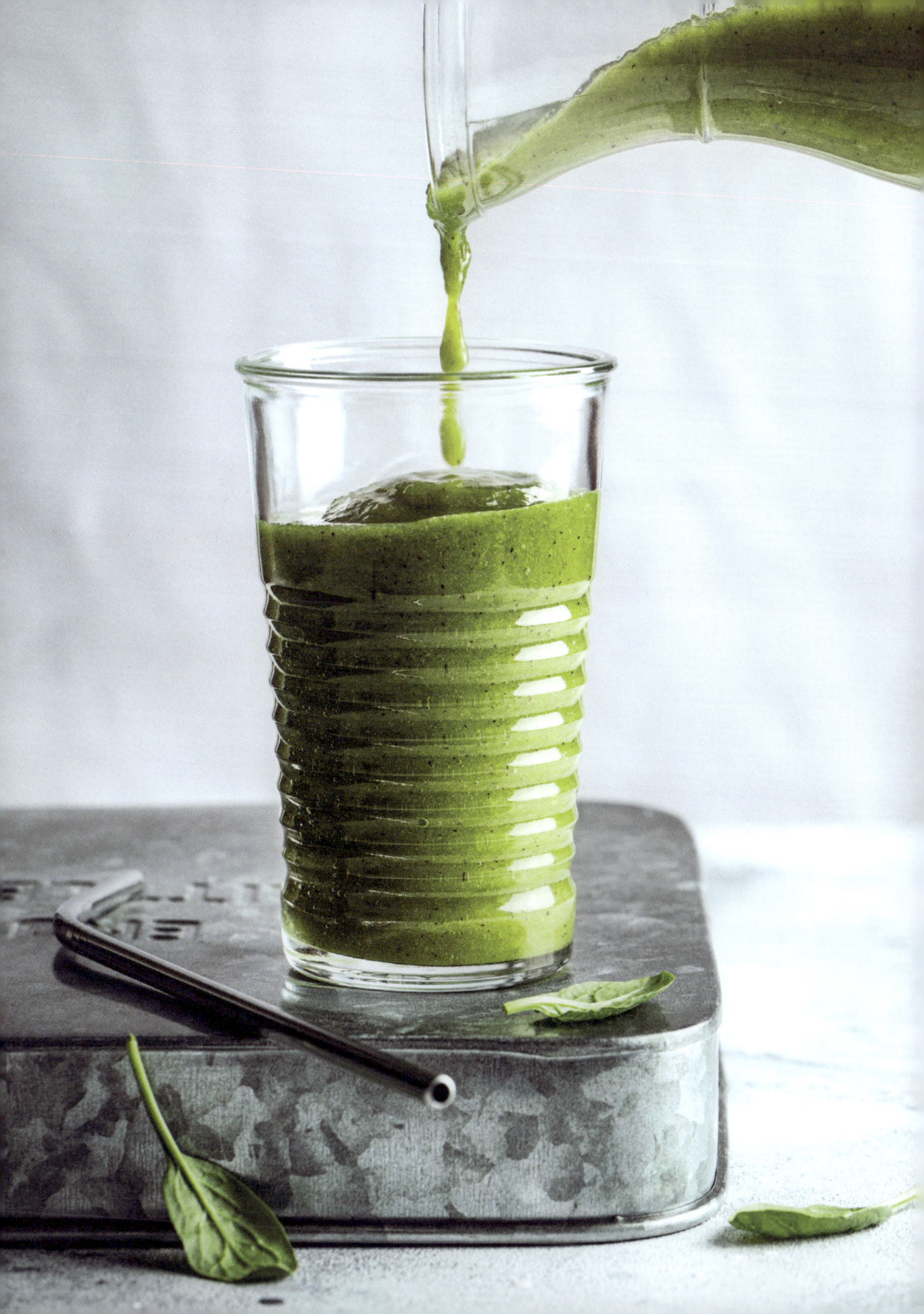

La soupe de courgettes au Kiri

À savourer lors d'un dîner

Pour 2 personnes

- 3 courgettes
- 1 gousse d'ail
- 1 oignon
- 3 Kiri
- huile d'olive
- une poignée de feuilles de cresson
- sel, poivre

1. On fait revenir les courgettes coupées en petits morceaux avec l'ail et l'oignon dans une casserole quelques minutes, on rajoute 2 verres d'eau, un filet d'huile d'olive, du sel, du poivre, on fait cuire à feu doux environ 8 minutes.
2. On rajoute les Kiri, on mixe, on saupoudre de feuilles de cresson puis on déguste.

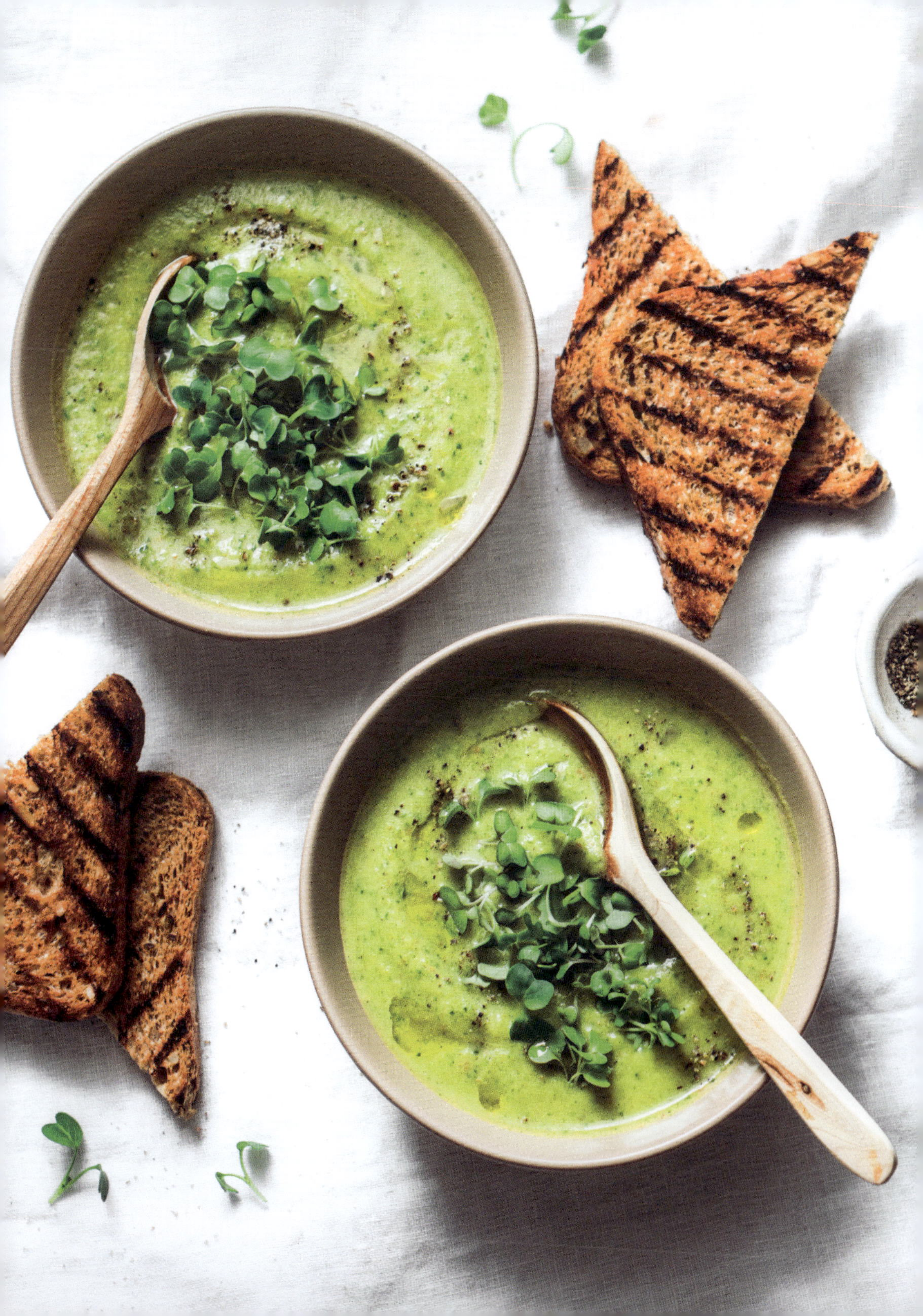

Lundi

Mon rituel bien-être

» L'art de créer une atmosphère sereine pour suivre son cours de sport

Avant son entraînement ou tout simplement pour se détendre le matin ou le soir, il existe des rituels simples qui confèrent à son intérieur une ambiance propice au lâcher-prise et à l'envie de prendre soin de soi. D'abord, on peut utiliser de la sauge à brûler qui permet de purifier sa maison. On pense à bien aérer avant de la consumer. L'alternative ? Le bois de Palo Santo, très utilisé en méditation. On peut trouver ce genre de produits sur le site willowsisterhood.com. Ensuite, on n'hésite pas à diffuser des huiles essentielles ou un spray assainissant à base de pierres comme celui de chez sentaraholistic.com. Enfin, on peut miser sur la lithothérapie (le pouvoir des pierres), en se procurant par exemple une pierre de quartz rose qui apaise, rassérène l'esprit et donne envie d'aimer et d'accueillir l'amour.

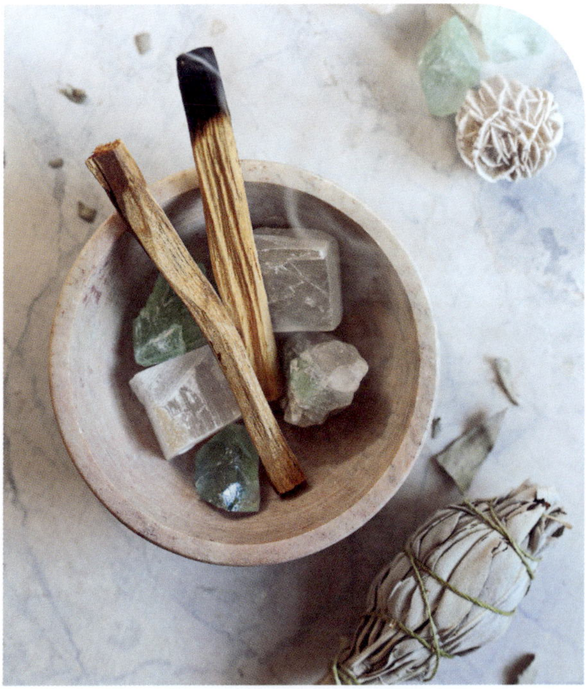

Ma séance de color sculpt

30 minutes

Le principe ?

Injecter un peu de chromothérapie aux exercices de Pilates et fitness pour un effet thérapeutique.

Thème du cours :

Énergie et bien-être digestif

1 Mise en place des référentiels du Pilates (voir page 80).

On réalise 10 respirations pour chaque mouvement en Pilates.

2 Visualisation
Durant toute la séance, on imagine son périnée rouge (pour booster l'énergie) et son ventre jaune (pour stimuler le système digestif).

3 Criss Cross unilatéral à droite

Allongé·e, les phalanges derrière les oreilles et les coudes bien ouverts, avec les jambes tendues en diagonale, on souffle en ramenant l'épaule droite vers le genou gauche, et on inspire en revenant en position initiale.

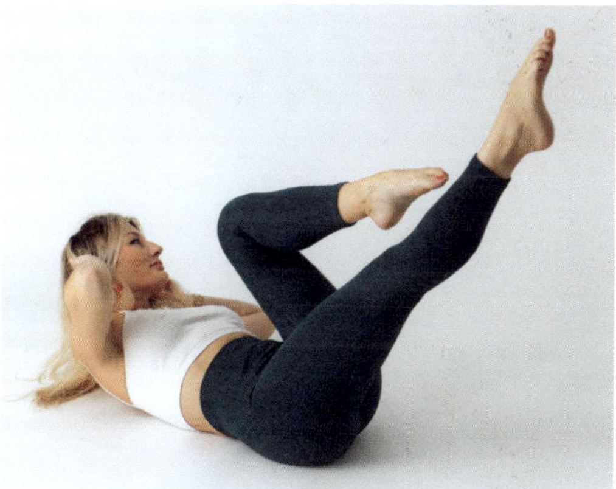

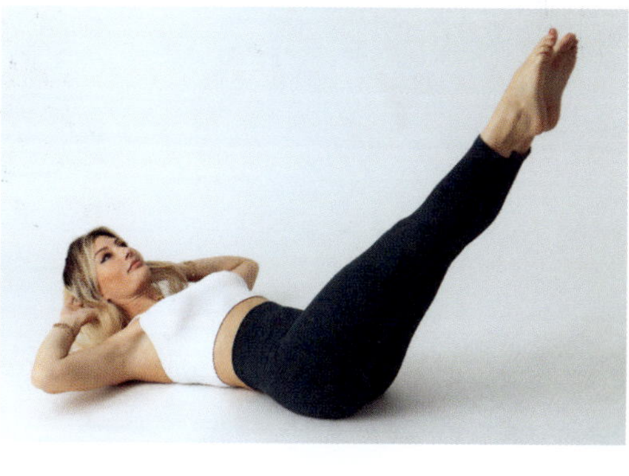

4 Criss Cross unilatéral à gauche

Allongé·e, les phalanges derrière les oreilles et les coudes bien ouverts, avec les jambes tendues en diagonale, on souffle en ramenant l'épaule gauche vers le genou droit, et on inspire en revenant en position initiale.

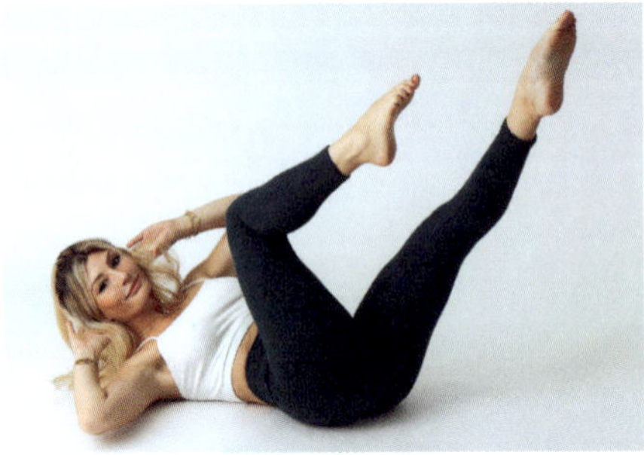

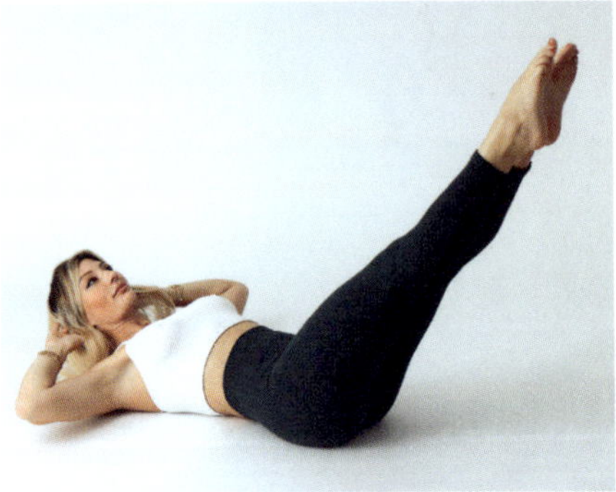

5 Hundred

Allongé·e, la tête décollée, les jambes en angle droit et les bras le long du corps, on fait des petits mouvements avec les bras pendant 5 secondes en inspirant, puis en expirant pendant 5 secondes.

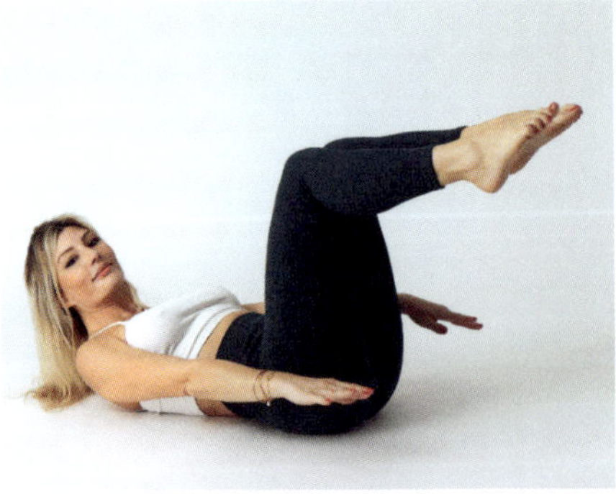

+ OPTION + :

On tend les jambes en diagonale pour plus de difficulté.

6 Scissors

Allongé·e, les phalanges derrière les oreilles et les coudes bien ouverts, avec les jambes en angle droit, on descend les jambes en inspirant (elles doivent rester en angle droit) jusqu'à effleurer le sol avec le pied, et on remonte en soufflant.

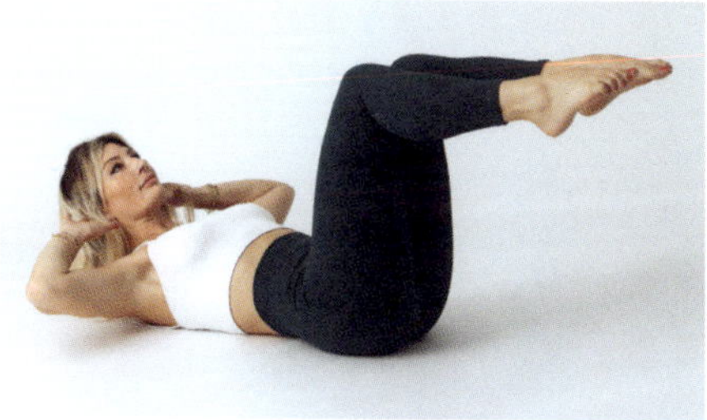

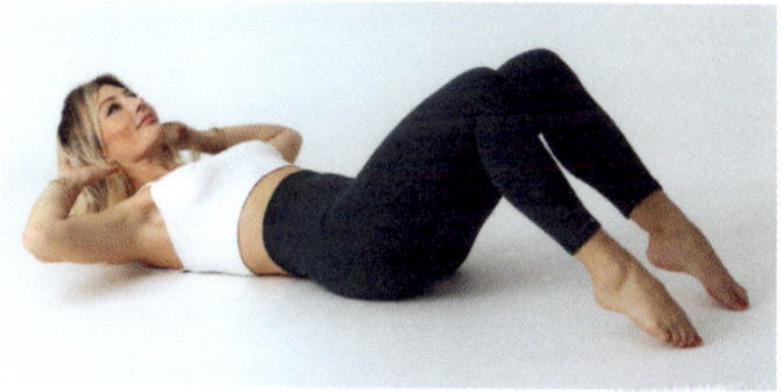

7 Double leg stretch

Allongé·e avec les jambes en angle droit et les bras le long du corps, on inspire en tendant les jambes en diagonale et les bras au-dessus de la tête (sans poser la tête au sol), et on souffle en revenant en position initiale.

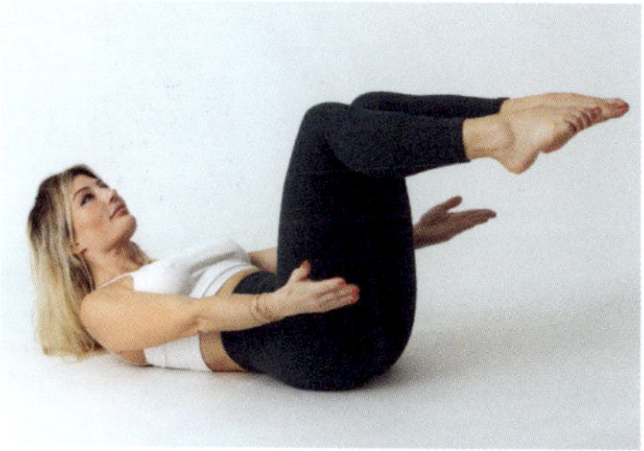

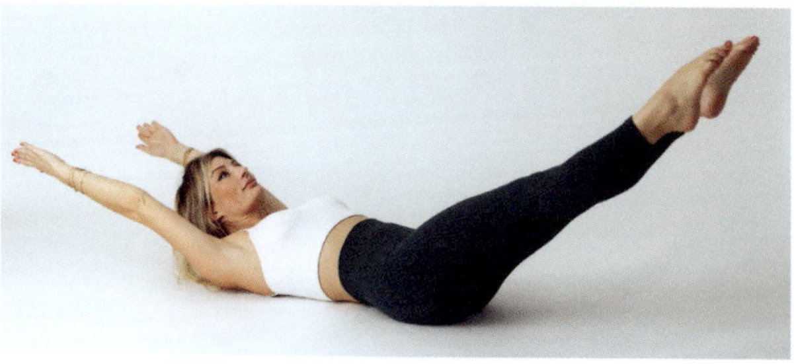

8 Jambes et bras

Debout, on place le pied gauche devant et le droit derrière, sur la pointe de pied. Les pieds sont à la largeur du bassin. Avec des haltères (ou rien) dans les mains, on inspire en pliant la jambe arrière (le genou avant doit rester au-dessus de la cheville), et on souffle en remontant. Pendant qu'on tend la jambe arrière, les bras, en angle droit, remontent eux aussi, les coudes jusqu'au niveau des épaules. Quand on a fini, on recommence de l'autre côté.

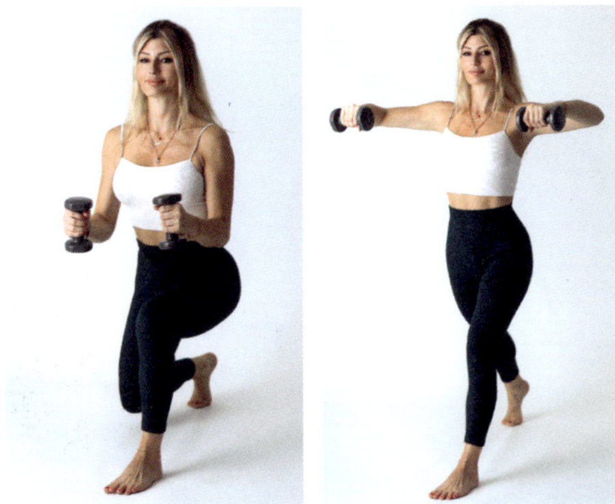

2 × 20 répétitions, puis 10 mini-fentes vers le bas à la fin de chaque série

+ OPTION + :

On enfile un élastique au-dessus des genoux et des lests aux chevilles.

9 Fessiers

Allongé·e sur le côté, la tête posée sur le bras qui est au sol, on plie les jambes devant soi. On souffle en montant la jambe qui est vers le ciel, on inspire en la descendant (sans jamais la reposer complètement).

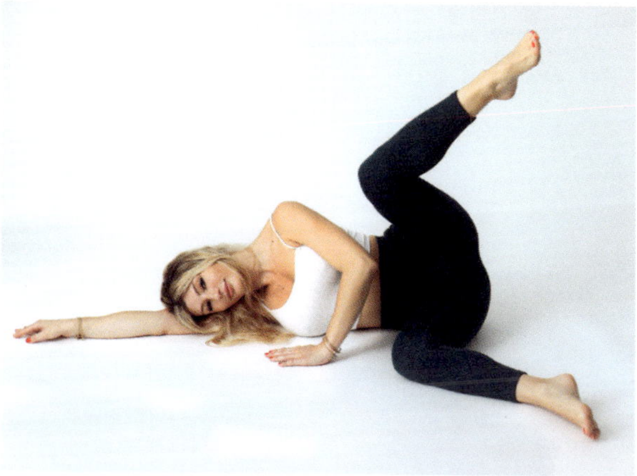

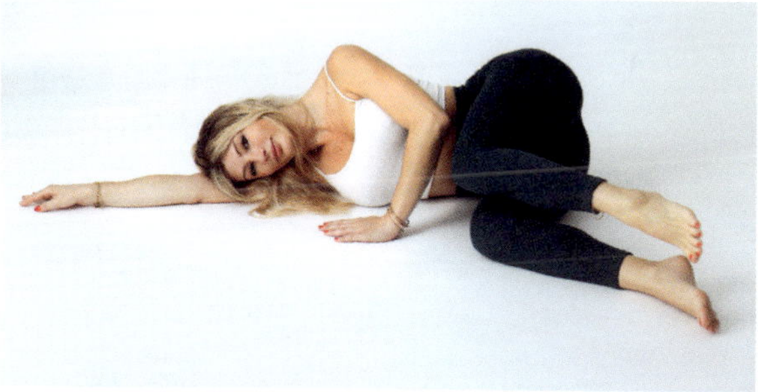

40 répétitions + 20 petits vers le haut, sur chaque jambe

+ OPTION + :

On enfile un élastique au-dessus des genoux et des lests aux chevilles.

10 Étirements

(voir page 78)

Mardi

Mon rituel bien-être

» Vive le gua sha !

Utilisé en Chine depuis des millénaires, le gua sha (le mot signifie « faire sortir le feu » en chinois) est un accessoire beauté qui permet de libérer les tensions, de drainer et détoxifier. Sur le visage, il décongestionne et repulpe la peau. Sur le corps, il promet un massage profond en drainant la lymphe au niveau des zones capitonneuses telles que les mollets, les cuisses et le ventre.

C'est donc une méthode de massage très intéressante pour diminuer la cellulite et stimuler la circulation sanguine. Associé à cette action mécanique, le pouvoir des pierres (bian, quartz…) joue un rôle de booster. On peut shopper son gua sha sur sentaraholistic.com et, pour bien l'utiliser, on file sur youtube découvrir les nombreux tutos.

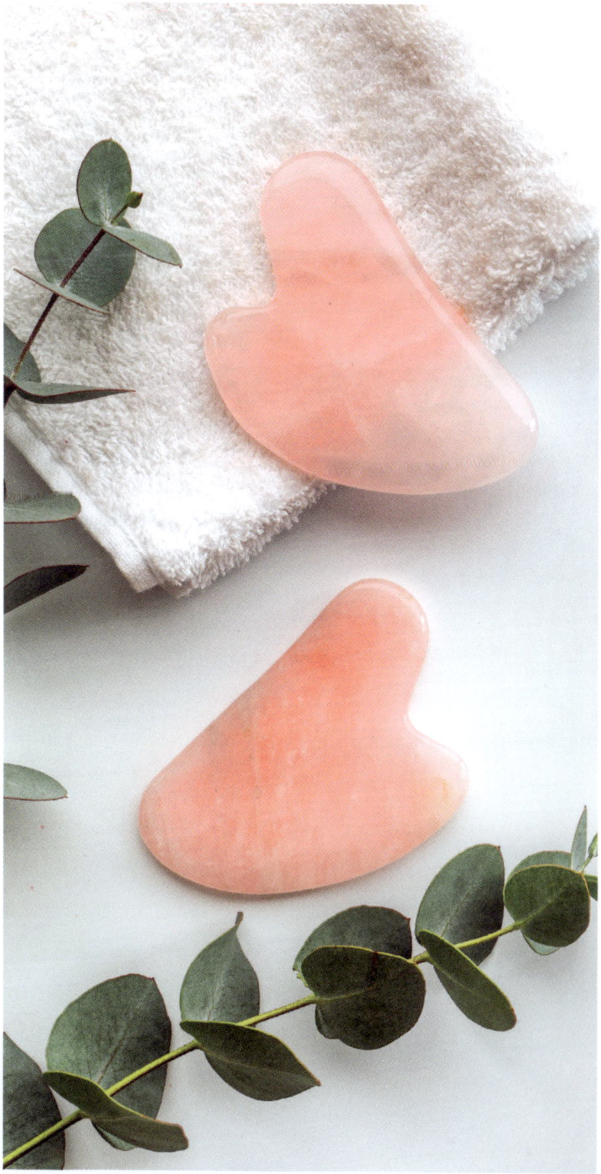

Mercredi

Mon rituel bien-être

» Pour mieux gérer son stress

Dans nos vies à mille à l'heure, même si on est de nature zen, il est difficile d'échapper au stress. Pour le diminuer, il existe des astuces simples, à suivre tous les jours. Parmi celles que j'utilise, il y a d'abord celle qui consiste à modifier son rituel au réveil. Après avoir ouvert les yeux, au lieu de se jeter sur son smartphone, on reste allongé·e une minute le temps de respirer profondément et de vivre l'instant présent, sans forcément penser à tout ce qu'on a à faire dans la journée. Le top ? Utiliser la méthode de la cohérence cardiaque que je vous ai expliquée la semaine dernière, dès qu'on sent un pic d'angoisse monter. Ensuite, on n'hésite pas à tester le CBD, le nouveau remède tendance assez efficace. Enfin, on ne fait pas l'impasse sur le sport, qui permet de diminuer intensément le stress, et on pense à prendre un peu de recul quand on est dans une situation tendue, histoire de s'apaiser en faisant quelques respirations profondes.

Ma séance jambes & fessiers

1 Échauffement
(voir page 76)

2 Hip thrust

Allongé·e sur le dos, les bras le long du corps et les jambes fléchies à la largeur des hanches, on pousse les talons dans le sol et on souffle en montant le bassin le plus haut possible et en essayant de contracter les fesses. On inspire en descendant et sans toucher le sol.

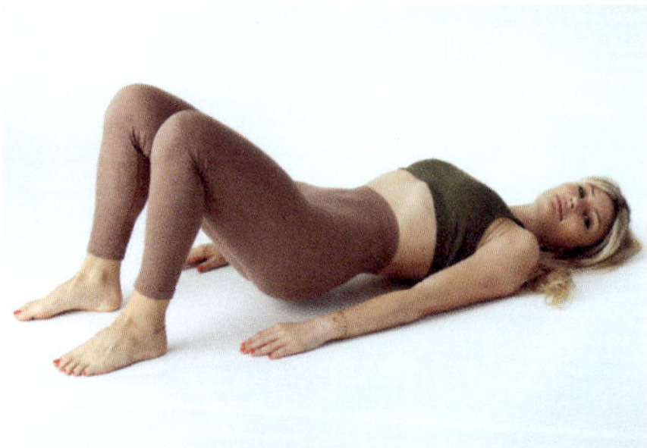

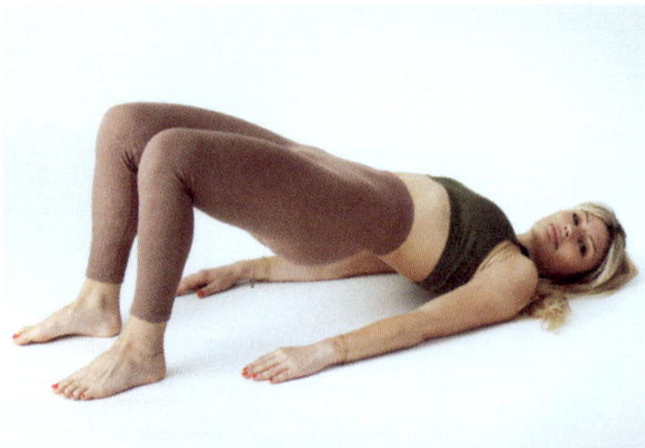

50 répétitions + 20 petits vers le haut

+ OPTION + :
On enfile un élastique au-dessus des genoux et on pose des poids sur le bassin.

3 Fentes bulgares
Debout, un pied au sol et le genou bien au-dessus de la cheville, on pose le pied arrière sur un canapé ou un fauteuil. On inspire en descendant le genou arrière vers le bas, et on souffle en remontant.

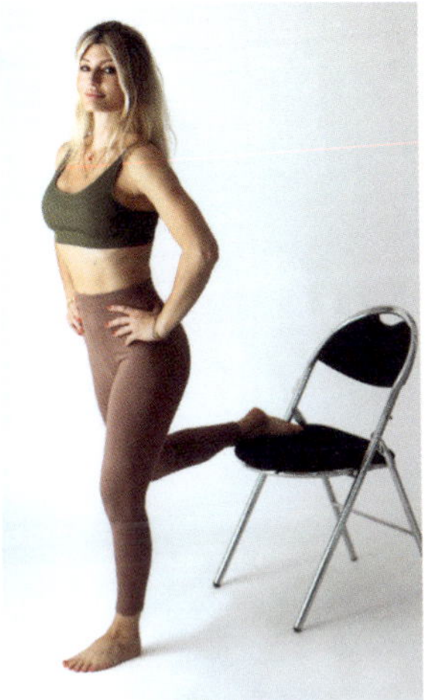

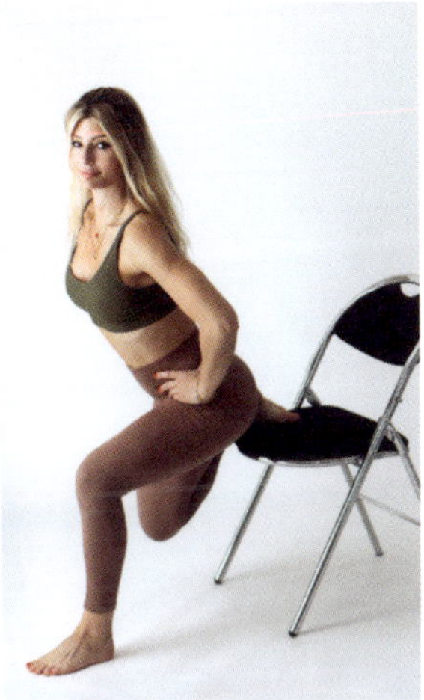

4 × 10 répétitions sur chaque jambe

+ OPTION + :
On prend des haltères dans les mains.

4 Élévations latérales
À quatre pattes, les coudes au sol, on monte une jambe fléchie sur le côté en expirant, et on revient en position initiale en inspirant.

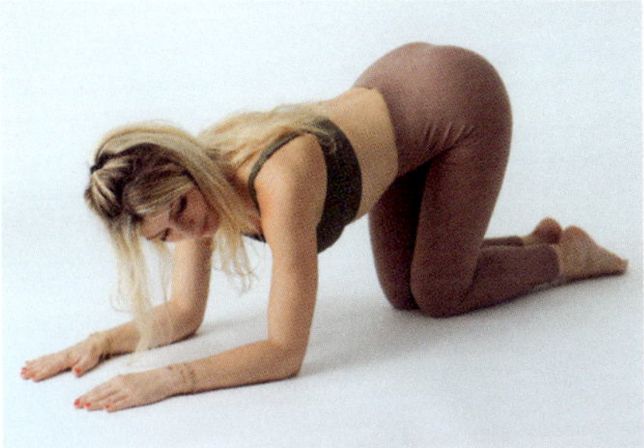

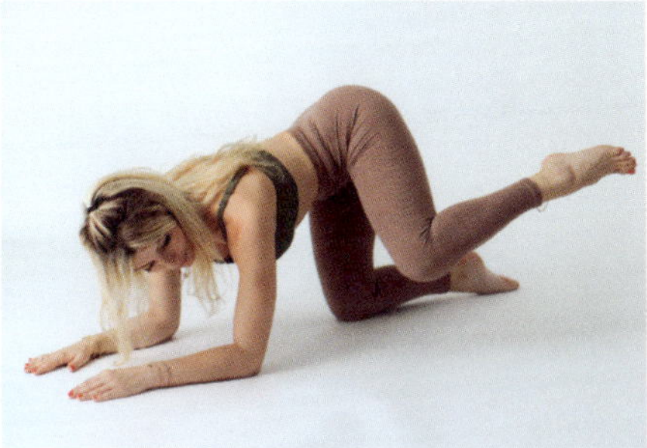

30 répétitions + 20 petits vers le haut, de chaque côté

+ OPTION + :
On enfile un élastique au-dessus des genoux et des lests aux chevilles.

5 Étirements
(voir page 78)

Jeudi

Mon rituel bien-être

» Dormir comme un bébé

S'endormir facilement, gérer les insomnies, ne pas subir de micro-réveils durant la nuit… Ce sont des problématiques auxquelles bon nombre d'entre nous sont confronté·e·s. Soit en permanence, soit par période. Quoi qu'il en soit, on peut s'aider à mieux dormir grâce à des outils simples. D'abord, s'il permet de lutter contre le stress, le CBD est aussi efficace pour favoriser l'endormissement, en tisanes ou en versant quelques gouttes sous la langue. Ensuite, il est important de mettre en place un rituel de coucher, comme par exemple lire, regarder une série, se masser le visage au lit, rester avec les jambes en l'air contre un mur quelques minutes pour booster la circulation sanguine… Et enfin, là encore, respirer amplement offre une détente profonde qui invite au lâcher-prise et donc à l'endormissement. Au choix, on opte pour la cohérence cardiaque ou on installe une application de sophrologie ou de méditation sur son téléphone comme par exemple Petit Bambou.

Vendredi

Mon rituel bien-être

» Comment raffermir sa peau ?

Pour décoller les capitons et gommer la peau d'orange, il n'y a pas de secret, il faut masser la peau. Et le top, c'est d'appliquer une huile végétale basique ou une crème anticellulite pour encore plus d'efficacité, et de réaliser un palper-rouler sur les cuisses, les fesses et le ventre. Le bon rythme ? La peau devient plus lisse au bout de deux semaines, à raison d'un massage d'environ 5 minutes 1 à 2 fois par jour, après la douche. Le secret ? Si on n'a le temps de s'auto-masser qu'une seule fois, on privilégie le soir au coucher pour que le corps continue à éliminer les toxines durant la nuit.

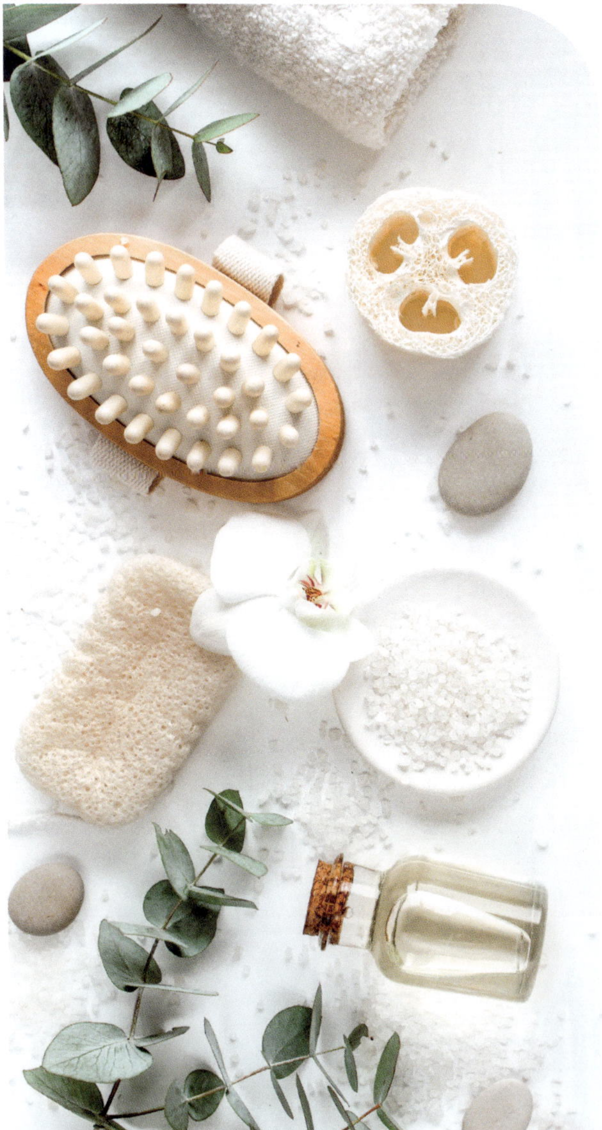

Ma séance abdos & bras

1 Échauffement
(voir page 76)

2 Push up poitrine
En appui sur les genoux, les mains à la largeur des épaules, on inspire en poussant les coudes vers l'extérieur et on souffle en les tendant.

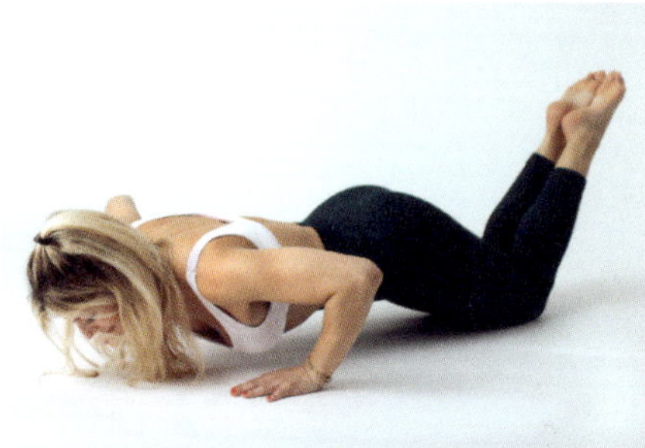

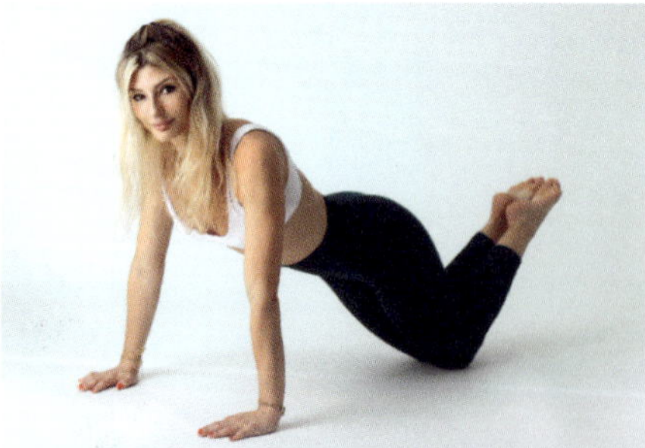

2 × 12

+ OPTION + :
On se place sur les pieds au lieu des genoux.

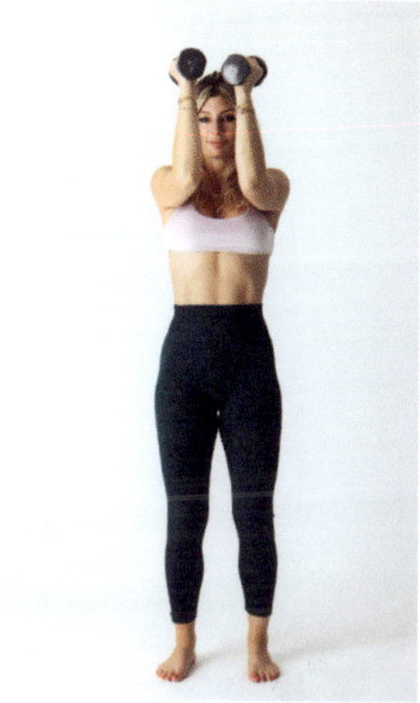

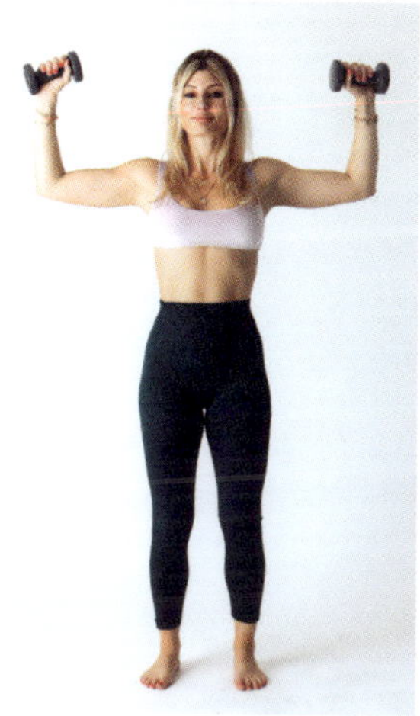

3 Poitrine
Debout, les bras en angle droit et les haltères dans les mains, on serre les coudes en soufflant et on ouvre les bras en inspirant.

2 × 20 + 10 petits en gardant les coudes serrés

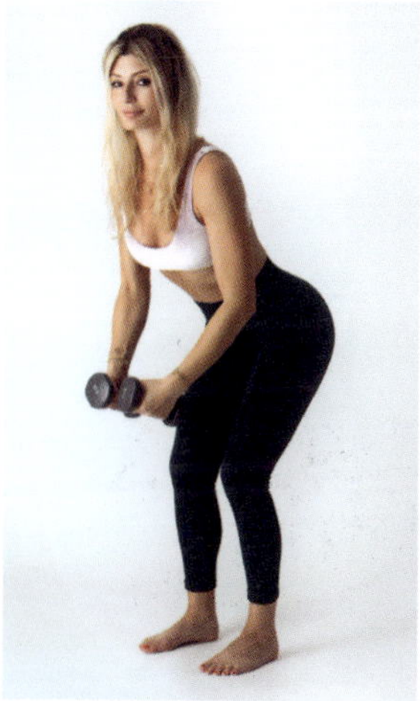

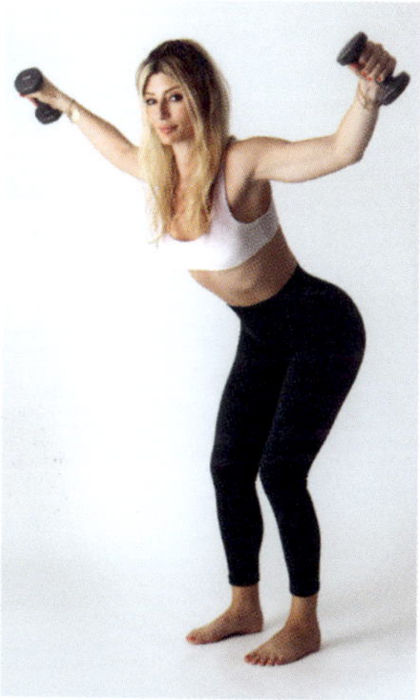

4 Dos et épaules
Debout, les pieds à la largeur du bassin, les genoux fléchis et le buste en avant, on tient les haltères en pliant légèrement le coude. On ouvre les bras comme s'ils étaient des ailes en soufflant, et on revient en position initiale en inspirant.

2 × 20 + 10 petits vers le haut

5 Push up triceps

En appui sur les genoux, les mains à la largeur des épaules, on inspire en pliant les coudes et en les gardant collés au buste, et on souffle en les tendant.

+ OPTION + :
On se place sur les pieds au lieu des genoux.

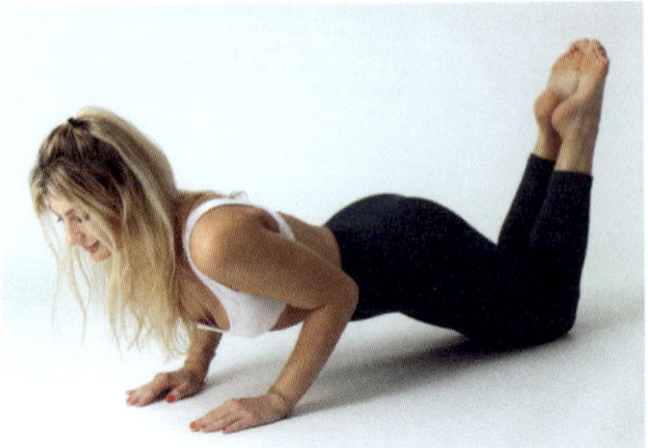

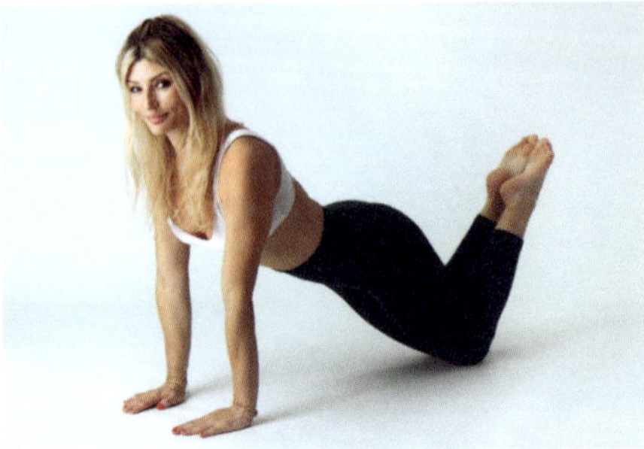

2 × 12

6 Abdos

Allongé·e sur le dos, les jambes en diamant, les phalanges derrière les oreilles et le menton bien décollé du sternum, on décolle les épaules vers le ciel en soufflant et on redescend en inspirant.

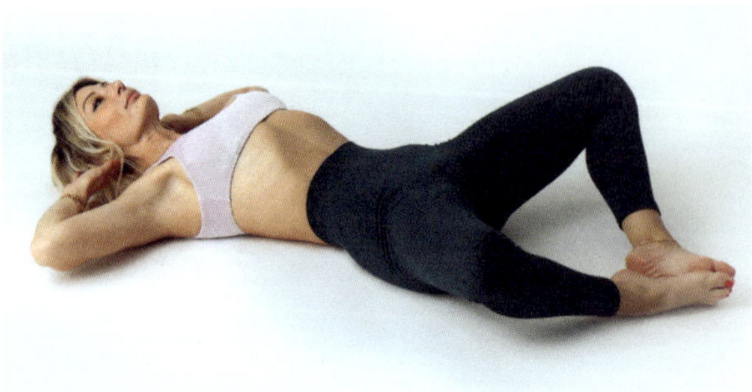

50 + 25 petits vers le haut

7 Taille

Allongé·e sur le dos, les jambes toujours en diamant, on tend le bras droit le long du corps et on souffle en allant essayer de toucher le pied droit, puis on inspire en revenant.

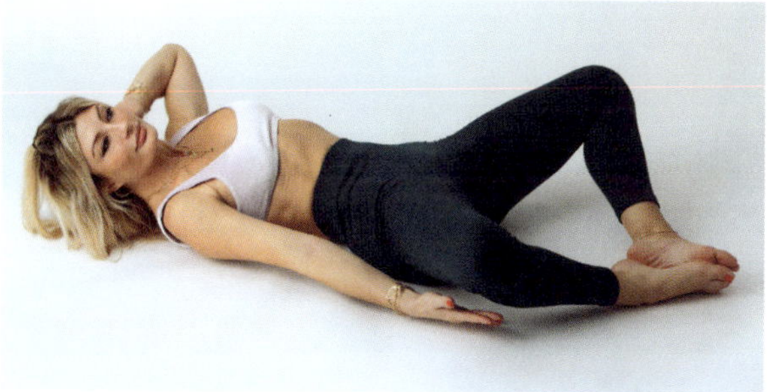

25 + 10 petits vers le pied, des deux côtés

8 Planche

Au sol, sur le côté, en appui sur les genoux et le coude, on réalise des petits relevés de hanche vers le ciel en respirant profondément.

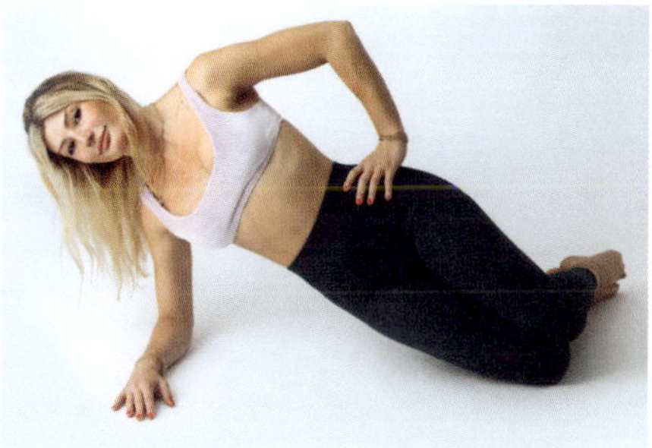

20 de chaque côté

+ OPTION + :
On se place sur les pieds au lieu des genoux.

9 Étirements

(voir page 78)

Samedi

Mon rituel bien-être

» Comment diminuer les courbatures ?

Pour avoir le moins de courbatures possible, il est essentiel de s'hydrater suffisamment tout au long de la journée en buvant au moins un litre et demi d'eau. Le soir, on termine par une douche écossaise (alternance d'eau froide et chaude pendant 2 minutes) pour relancer la circulation sanguine, puis on se masse les jambes avec du baume du tigre ou de l'arnica, ultra-efficace. L'autre astuce, c'est de se concocter une infusion avec des racines de gingembre et un citron pressé, idéale pour diminuer l'inflammation. Enfin, on peut s'offrir une séance de hammam, de sauna voire même de sauna japonais à infrarouges type Iyashi Dôme.

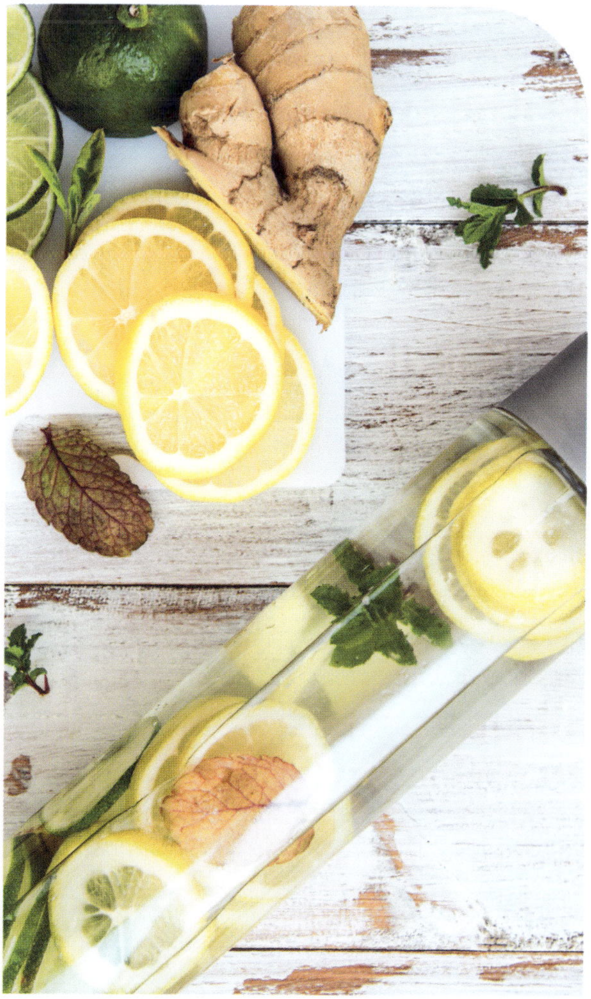

Dimanche

Mon rituel bien-être

» Prendre soin de son visage.

Personnellement, cela fait peu de temps, quelques années à peine, que j'ai une routine visage sérieuse. Jusqu'à 30 ans, je ne mettais jamais de protection solaire, et il arrivait régulièrement, plusieurs fois par semaine même, que j'oublie de me démaquiller. Oups, c'est mal, je sais. Quant aux cosmétiques, je ne savais pas trop quoi choisir et ça m'importait peu. Mais aujourd'hui, grâce à mon métier de journaliste beauté, j'ai appris à m'occuper de ma peau, et je trouve qu'au-delà des bienfaits esthétiques, c'est un moment pour soi important. Ma routine ? Je me démaquille avec l'huile démaquillante Oden, puis je pulvérise la brume hydratante de chez Tata

Harper. Ensuite, j'applique toujours le combo contour des yeux, sérum et crème hydratante, soit avec des produits de la marque Absolution, soit Biologique Recherche. Le soir, après ça, je me masse le visage avec de l'huile (bourrache, jojoba...) qui reste toujours posée sur ma table de nuit.

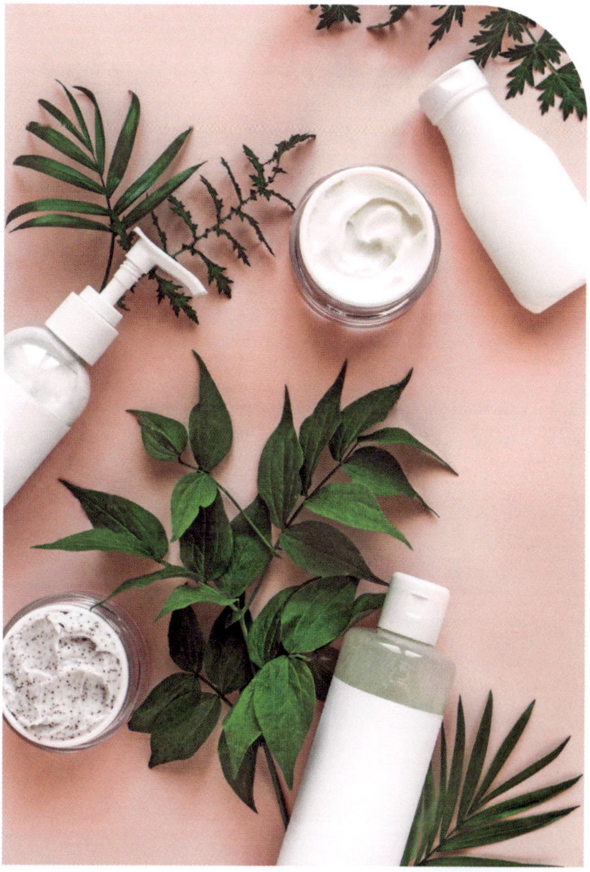

Ma séance cardio

1 Échauffement
(voir page 76)

2 Squats classiques
Debout, les pieds à 10 h 10 à la largeur des hanches, on inspire en descendant les fesses le plus bas possible, et on remonte en les contractant et en soufflant.

Jump squats
Debout, les pieds à 10 h 10 à la largeur des hanches, on inspire en descendant les fesses le plus bas possible, et on remonte en les contractant et en soufflant et en sautant le plus haut possible.

+ OPTION + :
On rajoute un élastique au-dessus des genoux, on prend des haltères dans les mains et on place des lests au niveau des chevilles pour augmenter la difficulté.

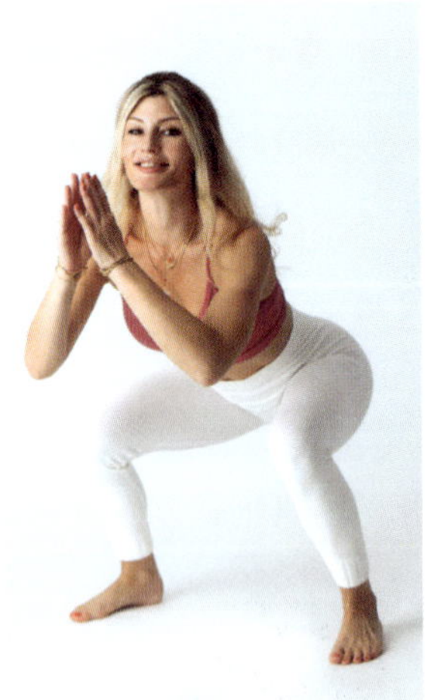

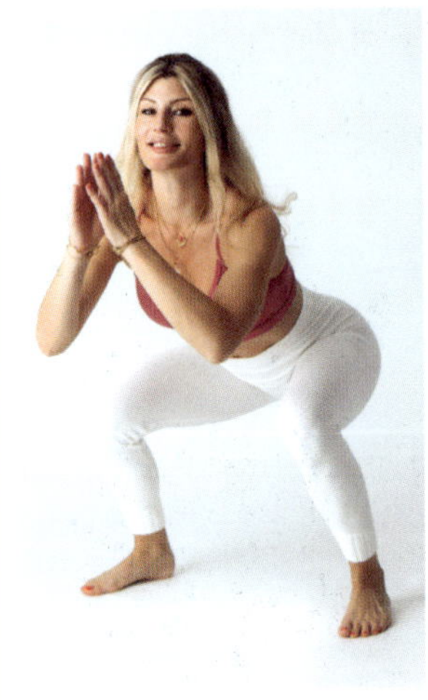

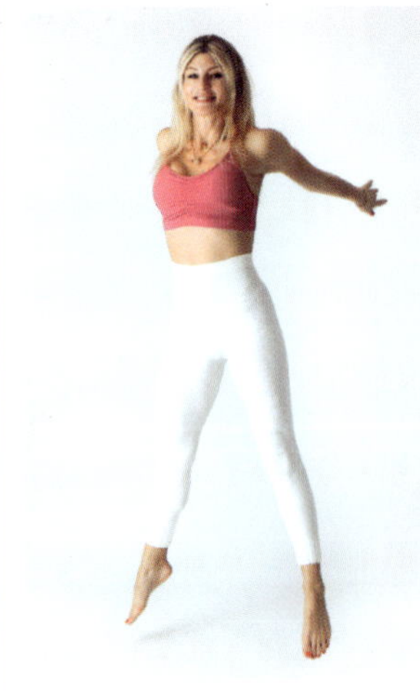

10 squats classiques + 10 jump squats × 2

Puis

3 Moutain climbers
En planche sur les pieds et les mains, on ramène les genoux l'un après l'autre vers la poitrine le plus rapidement possible, comme une course à l'horizontale.

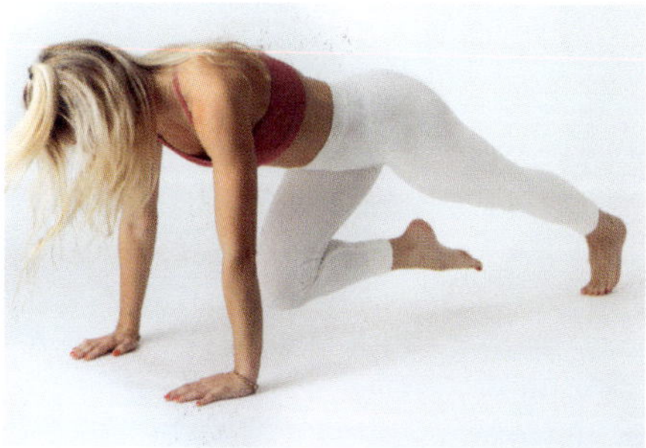

30 secondes

+ OPTION + :
On place des lests au niveau des chevilles pour augmenter la difficulté.

4 Punching-ball
On sautille avec les bras en l'air, comme si on tapait le plus vite possible dans un punching-ball.

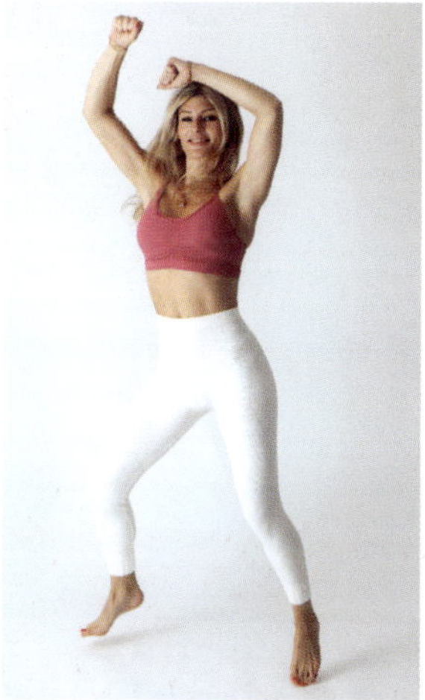

30 secondes

Puis 3 minutes de pause et on recommence toute la séance.

5 Étirements
(voir page 78)

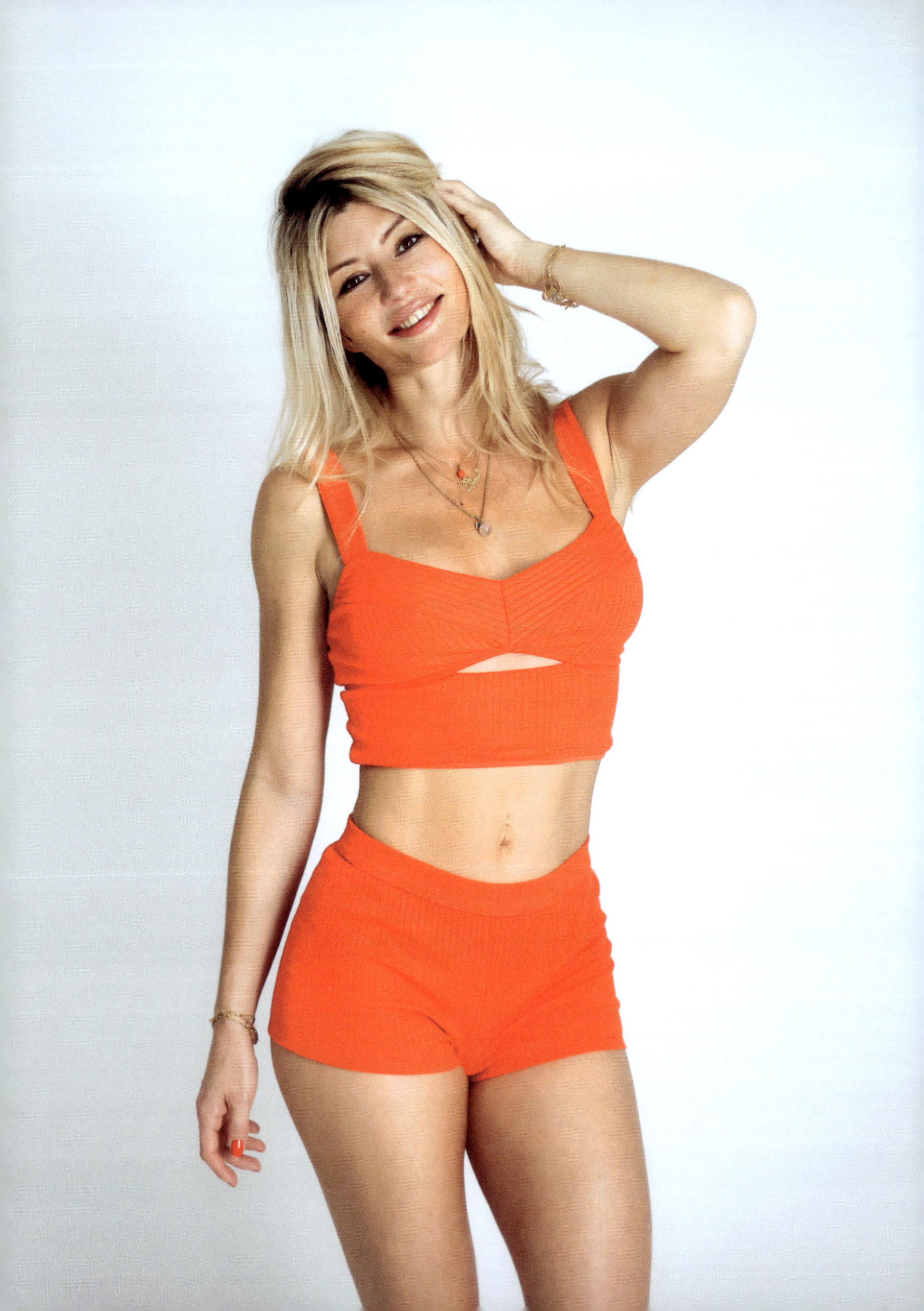

Semaine 3

» L'objectif de la semaine

Nous arrivons à la fin du programme. Vous avez pris des habitudes, mis en place des rituels ou vous êtes en train de vous créer, petit à petit, une nouvelle routine. Je suis très fière de vous, et vous pouvez l'être aussi ! Logiquement, c'est le moment où vous commencez à sentir un regain d'énergie, où la fatigue s'atténue. Vous vous sentez aussi plus fort·e·s, plus toniques, plus centré·e·s. Il se peut même que vous commenciez à voir des résultats s'esquisser, comme la peau plus ferme, le ventre plus plat, les fesses plus rebondies. Dans tous les cas, si vous êtes régulier·ère·s dans votre pratique et que vous parvenez à suivre vos 2 heures de sport hebdomadaires, les effets se font vraiment sentir dès le premier mois. Notre but cette semaine ? En plus de sculpter la silhouette, on va ancrer ces nouvelles habitudes afin qu'elles perdurent, et je vais vous donner des tips pour aller plus loin et vers une démarche holistique, c'est-à-dire qui mixe autant le sport, que l'alimentation ou encore la beauté. Bonne dernière semaine à toutes et tous !

» Le mood de la semaine

Pour vous, le moment est déjà propice à un état des lieux. Comment avez-vous vécu ces 15 premiers jours et quels sont les bienfaits que vous ressentez ? Je vous propose de répondre à ce petit questionnaire pour prendre conscience pleinement des effets positifs de ce programme sur votre corps et votre esprit. À la clé, le fameux cercle vertueux qui donne envie de poursuivre ses efforts !

COMMENT JE ME SENS APRÈS 15 JOURS DE PROGRAMME ?

- Moins fatigué·e ❑
- Plus dynamique ❑
- Plus tonique ❑
- Plus connecté·e à mon corps ❑
- Plus confiant·e ❑
- Plus ancré·e ❑
- Moins stressé·e ❑
- Plus à l'aise dans mes vêtements ❑
- Plus léger·ère, avec une meilleure circulation sanguine ❑
- Plus de libido ❑
- Moins de douleurs dorsales ou cervicales ❑
- Plus de sérénité ❑
- Aminci·e ❑
- Moins de maux dus aux hormones (moins de douleurs pendant les règles, durant le cycle, SPM...) ❑
- Autres ....

» Mes recommandations culture

Un manuel pour mieux comprendre son corps

Abdominaux, arrêtez le massacre ! du docteur Bernadette de Gasquet. Idéal pour en savoir plus sur l'importance du périnée et des abdominaux hypopressifs.

Un roman pour s'évader

Rien n'est noir d'Anne Berest, qui traite de la passion de Frida Kahlo et Diego Rivera. Un des livres les plus envoûtants que j'ai lus ces derniers temps.

Un documentaire pour se nourrir de spiritualité

Les chemins du sacré de Frédéric Lenoir, sur Arte.tv.

Ma playlist pour suivre les cours

- *Whenever, Wherever* de Shakira
- *Shut Up* des Black Eyed Peas
- *Love Don't Cost A Thing* de Jennifer Lopez
- *Superfly Sister* de Michael Jackson
- *Suavemente* de Paul Cless
- *Me & U* de Cassie
- *Waterfalls* de TLC
- *All That She Wants* de Ace of Base
- *Gangsta's Paradise* de Coolio
- *Caroline* de MC Solaar

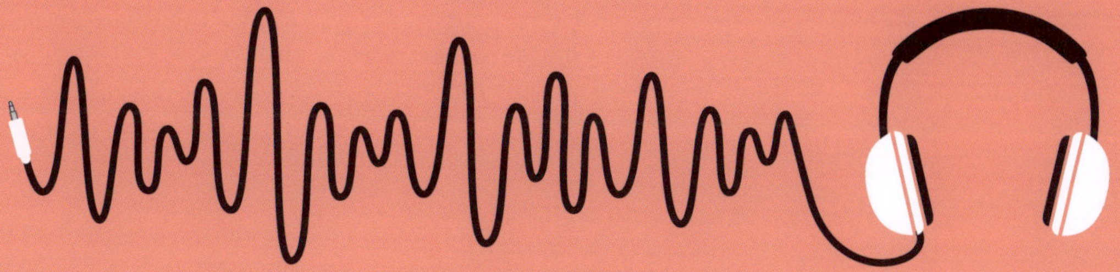

La salade de gambas et avocats

Pour un brunch équilibré

Pour 1 personne

- 5 gambas fraîches bio
- 1 avocat
- 1 c. à soupe de maïs
- 1 c. à soupe d'huile d'olive
- 1 poignée d'edamame
- 150 grammes de roquette
- sel, poivre

1. On décortique les gambas et on coupe l'avocat en petits dés, on ajoute les autres ingrédients et on mélange.
2. À servir frais de préférence.

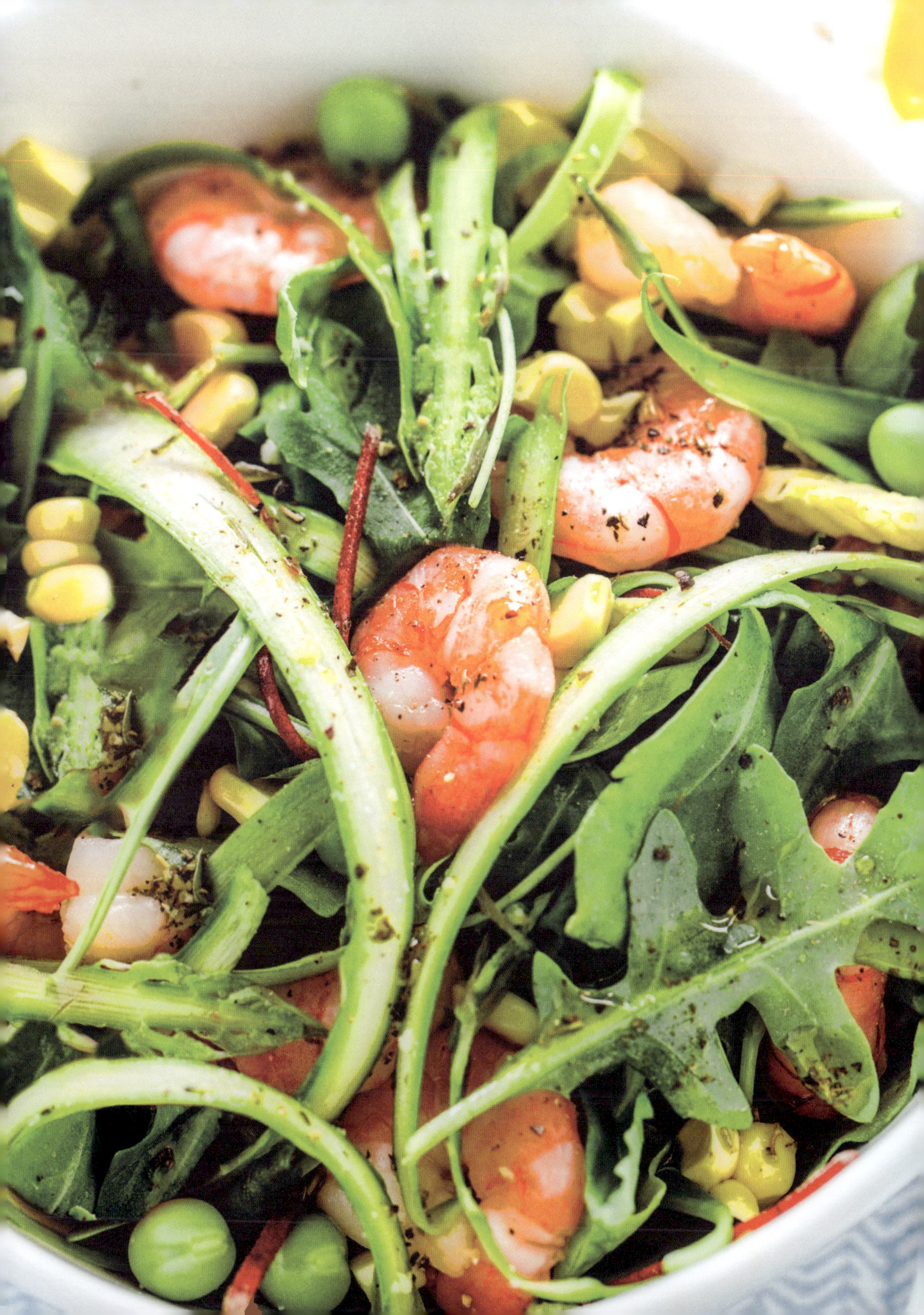

La féta à la tomate et au basilic

Pratique pour un déjeuner rapide

Pour 1 personne

- 1 brique de féta bio
- 1 c. à soupe d'huile d'olive
- 5 feuilles de basilic
- 5 tomates cerise bio
- 1 c. à café d'herbes de Provence
- 1 branche de thym

1 On place la brique de féta dans un plat à four, avec tous les ingrédients dessus, et on enfourne 15 minutes à 180 degrés.

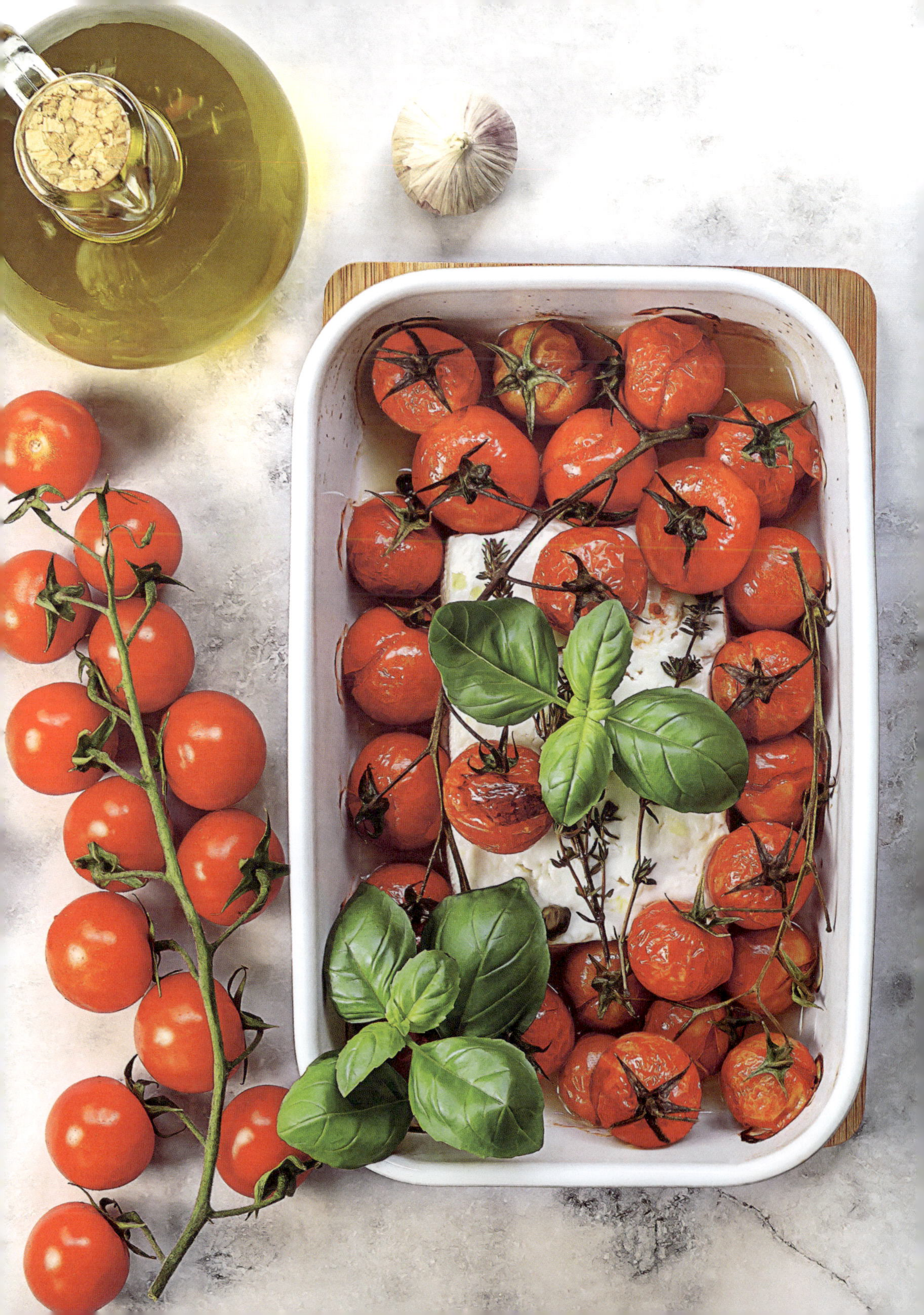

Le tian de légumes

Pour un dîner léger mais délicieux

Pour 1 personne

- 1 tomate
- ½ aubergine
- ½ courgette
- 1 gousse d'ail
- 1 petit oignon
- 50 grammes de mozzarella
- 1 c. à soupe d'huile d'olive
- 1 c. à café d'herbes de Provence
- sel, poivre

1. On coupe les légumes en fines lamelles et on les fait revenir dans une poêle avec l'huile d'olive, l'ail, l'oignon, le sel et le poivre.
2. Puis on place le tout dans un plat à four, on recouvre de mozzarella coupée en petits dés et on enfourne 25 minutes à 200 degrés.

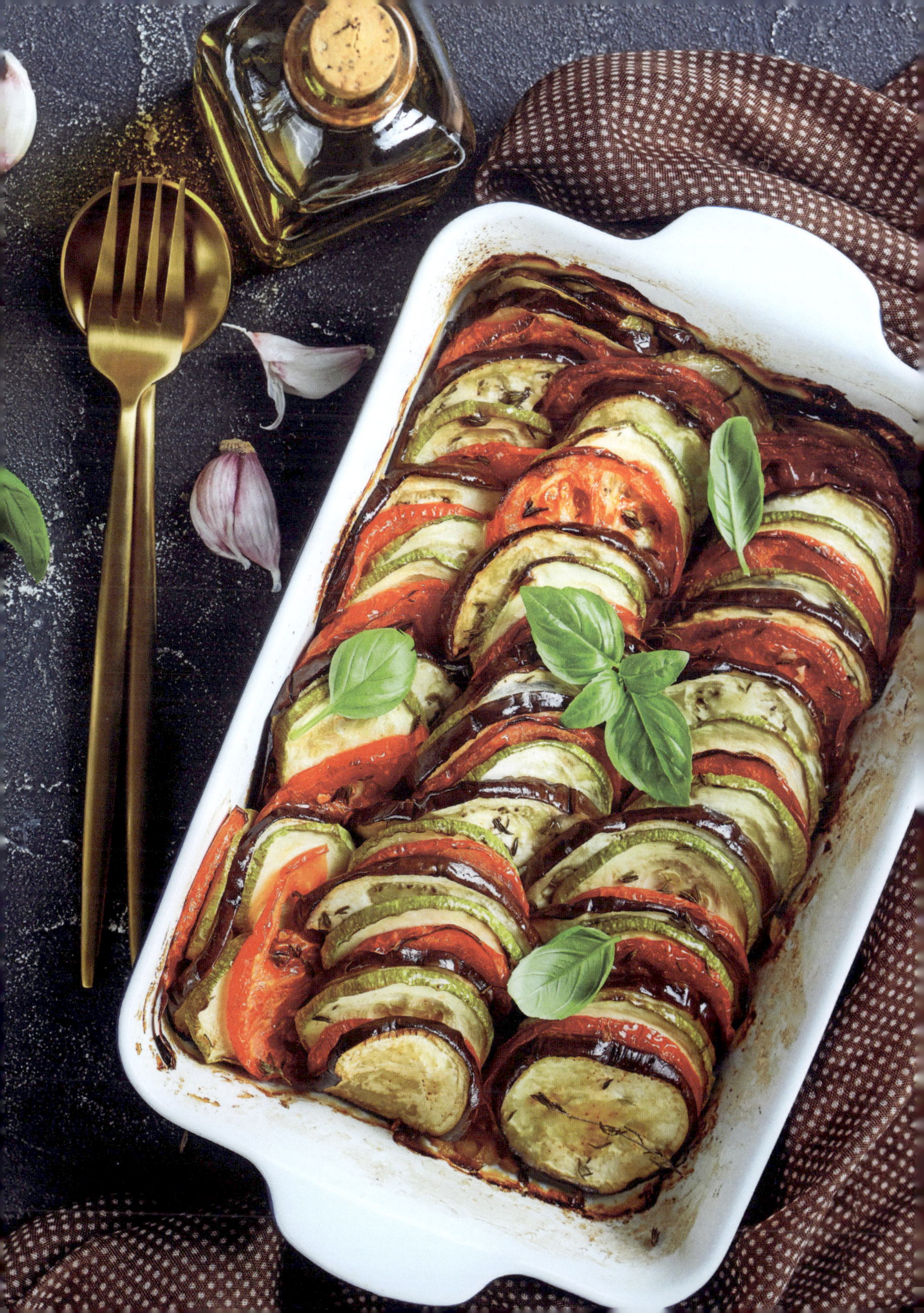

La compote de pommes au sirop d'agave

En dessert ou au goûter

Pour 1 personne

- 3 pommes granny
- 2 c. à soupe de sirop d'agave
- quelques zestes de citron bio

1. Dans une casserole, on place les pommes coupées en petits dés avec le sirop d'agave, les zestes de citron et 3 c. à soupe d'eau.
2. On couvre et on laisse mijoter 25 minutes à feu doux. On déguste tiède, sans avoir mixé la préparation au préalable.

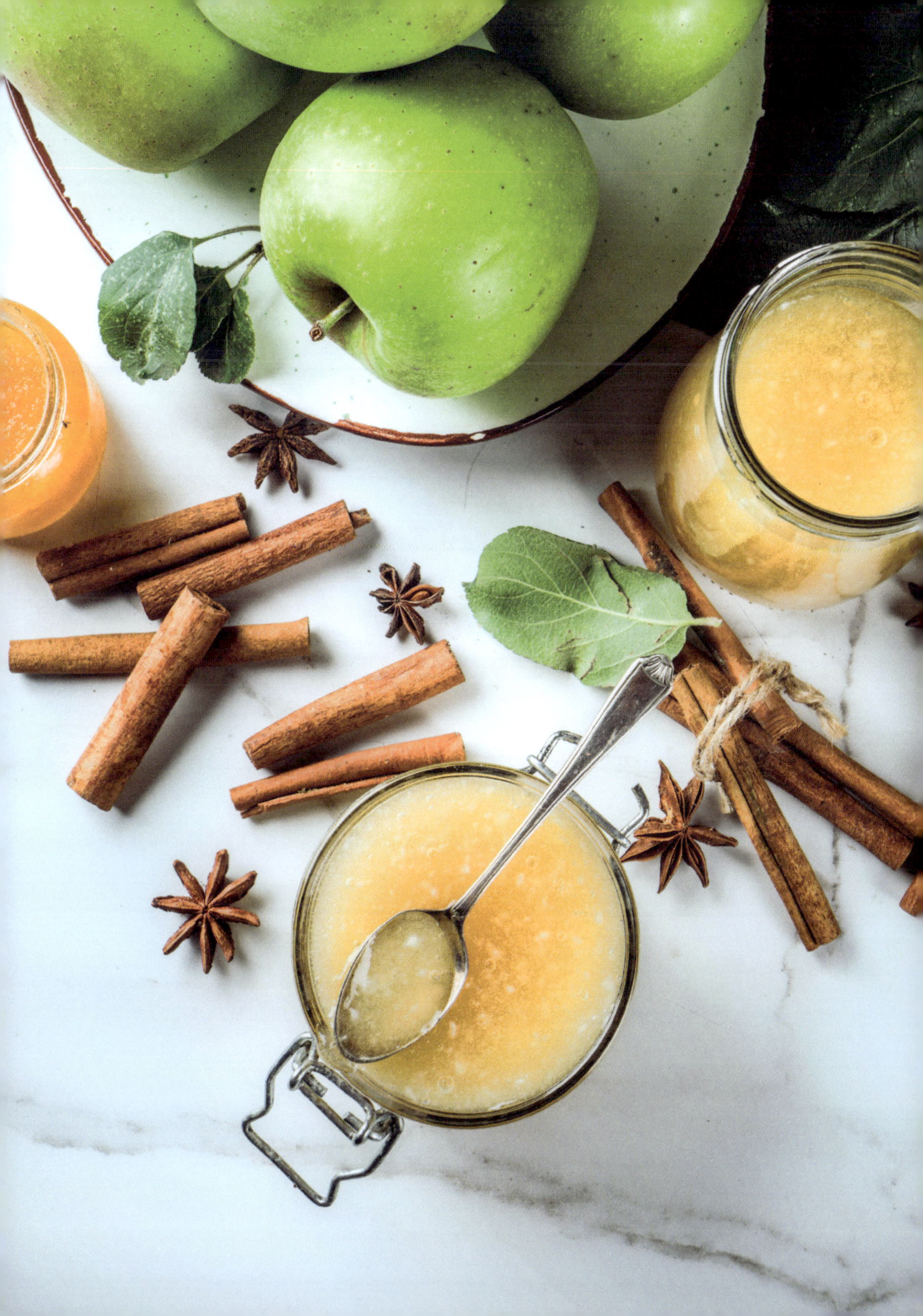

Lundi

Mon rituel bien-être

» Et si on prenait soin de son équilibre ?

On s'en soucie peu, pourtant c'est une des premières choses que l'on perd. En plus, travailler son équilibre permet de tonifier les muscles profonds, d'améliorer la posture, de stimuler les réflexes neuronaux mais aussi de prévenir les chutes et les blessures. Mais ce n'est pas tout. Côté cerveau, s'exercer à tenir en équilibre permet de créer, et ce à tout âge, de nouvelles connexions neuronales. On s'y met ?

Le test pour savoir où on en est

Sur un pied, jambe tendue, on doit pouvoir rester 30 secondes sans être déséquilibré.

Les exercices pour s'entraîner, à faire le plus souvent possible (en se brossant les dents par exemple)

» Rester 30 secondes sur un pied, puis 30 secondes sur l'autre (bien garder l'autre pied près du sol).

» Faire la même chose les yeux fermés.

» Recommencer avec les yeux ouverts en essayant de monter sur la pointe du pied le plus longtemps possible.

Ma séance de Pilates booty

30 minutes

1 Échauffement
(voir page 76)

2 Fentes croisées
Debout, le pied gauche devant et le pied droit croisé derrière la jambe gauche, on descend en inspirant et en gardant bien le genou gauche au-dessus de la cheville gauche, puis on souffle en remontant.

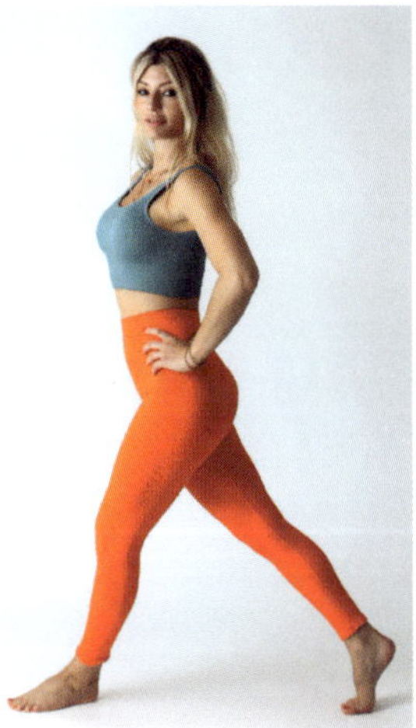
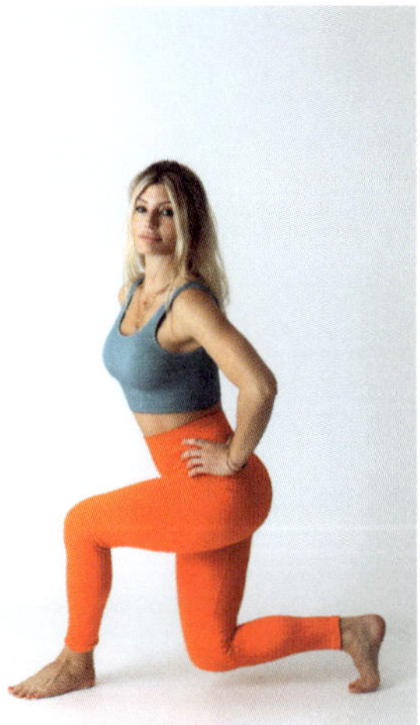

20 + 10 petits vers le bas, de chaque côté

+ OPTION + :
On place un élastique au-dessus des genoux et on prend des haltères dans les mains.

3 Fentes sautées

On se place au sol, en position du chevalier, pied gauche devant et genou droit posé par terre, et on souffle en se levant avec un petit saut et en remontant le genou droit vers la poitrine.

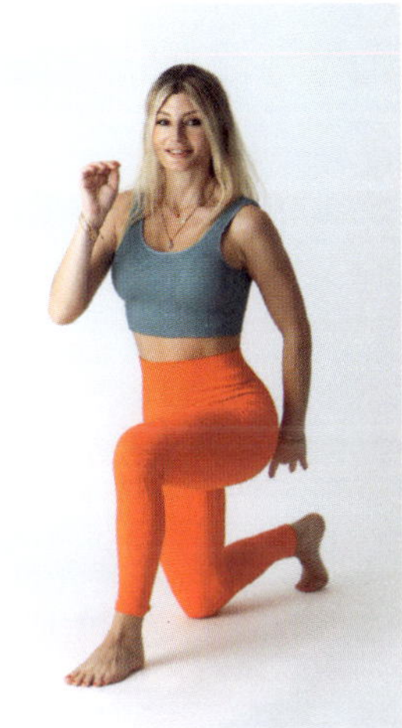

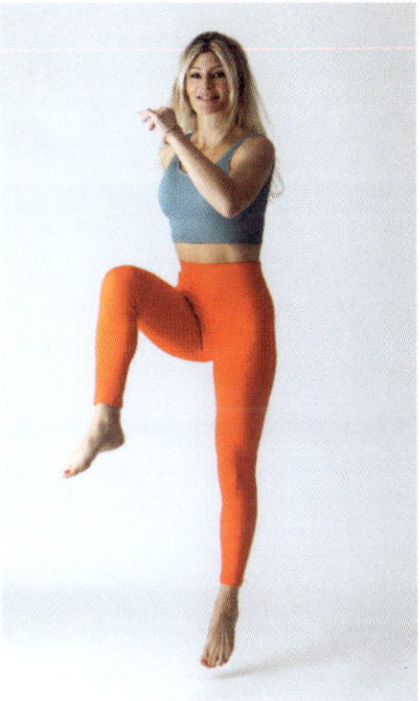

+ OPTION + :
On place un élastique au-dessus des genoux et on prend des haltères dans les mains.

15 à droite, 15 à gauche

4 Hip thrust

Allongé·e au sol, les pieds en diamant, on souffle en montant le bassin et en contractant les fessiers. On inspire en redescendant mais sans toucher le sol avec les fesses.

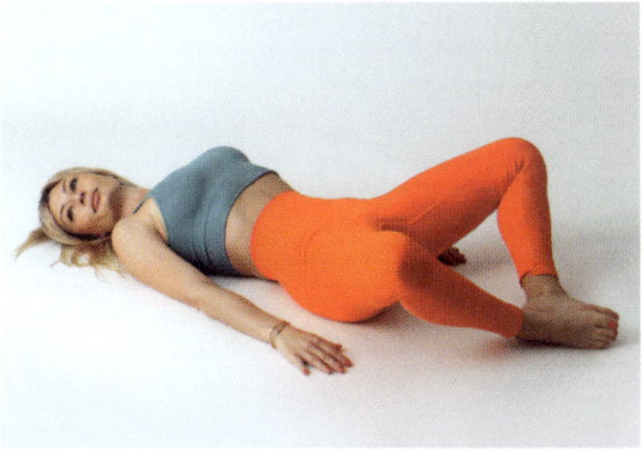

+ OPTION + :
On place les haltères sur le bassin pour rajouter du poids.

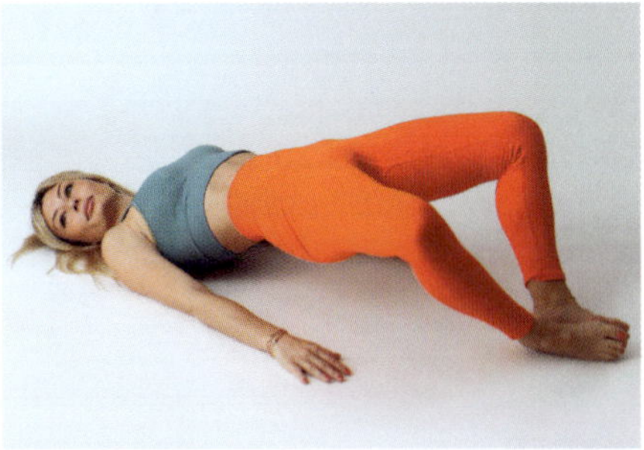

50 + 50 petits vers le haut

5 Élévations latérales

En appui sur les genoux placés à la largeur du bassin, on serre les pieds et on pose la main droite au sol, sous l'épaule droite. On souffle en montant la jambe le plus haut possible.

+ OPTION + :
On place l'élastique au-dessus des genoux et des lests aux chevilles.

Puis on met en place les référentiels du Pilates, allongé·e sur le dos.

On réalise 10 respirations pour chaque mouvement.

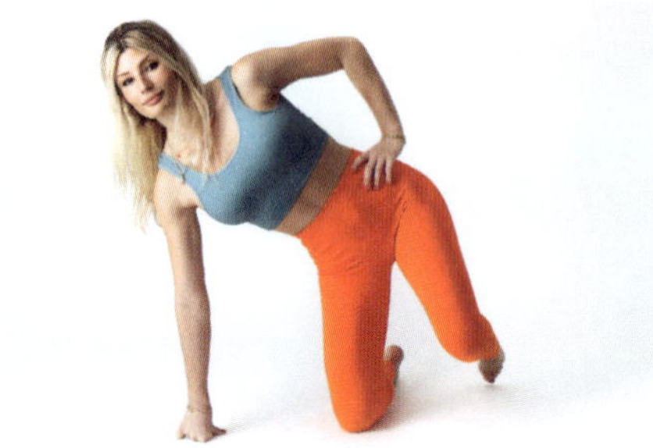

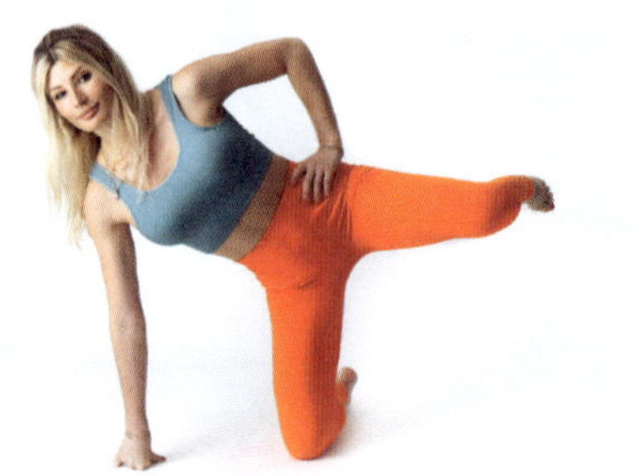

30 + 20 petits vers le haut, de chaque côté

6 Hundred

Allongé·e, la tête décollée, les jambes en angle droit et les bras le long du corps, on fait des petits mouvements avec les bras pendant 5 secondes en inspirant, puis en expirant pendant 5 secondes.

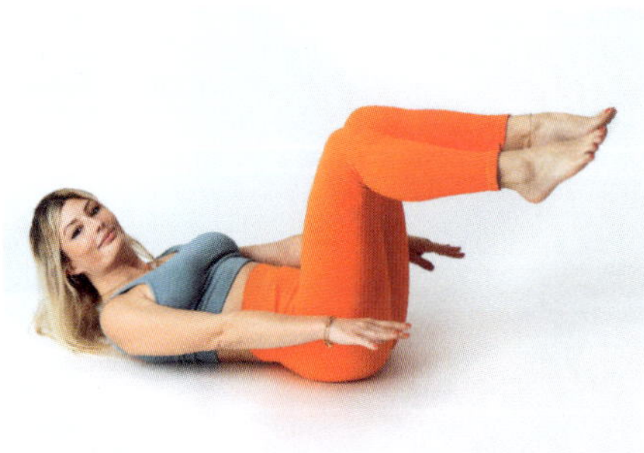

+ OPTION + :
On tend les jambes en diagonale pour plus de difficulté.

7 Taille allongée

Allongé·e sur le côté droit, la tête posée sur le bras droit au sol, on serre les chevilles, on monte les jambes en soufflant et on fait deux petits battements vers le haut, puis deux autres en inspirant, et ainsi de suite, de chaque côté.

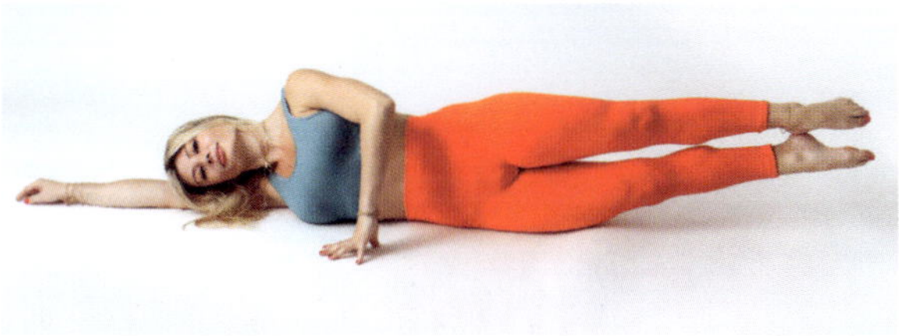

8 Swimming

Allongé·e sur le ventre, les bras au-dessus de la tête avec les paumes de main face à face, on fait des mouvements rapides de haut en bas avec les jambes et les bras, en inspirant durant 5 secondes et en soufflant pendant 5 secondes.

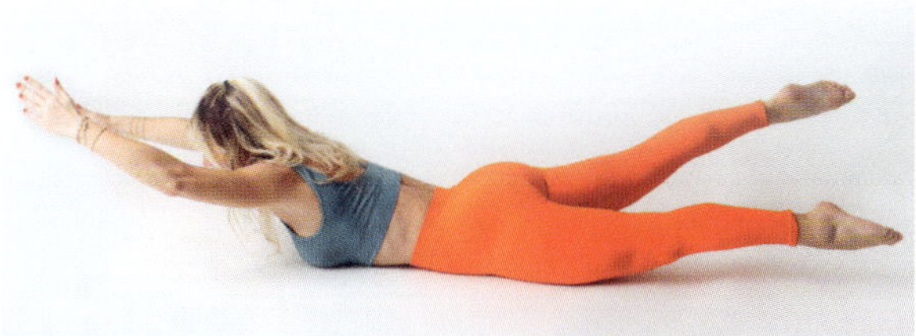

9 Étirements

(voir page 78)

Mardi

Mon rituel bien-être

» Et si c'était hormonal ?

Elles régulent l'humeur, l'appétit ou le sommeil et sont essentielles au bien-être physique et mental. Pourtant, on les connaît mal. On fait le point sur les hormones.

Stabiliser son poids grâce à la leptine

C'est l'hormone qui permet de réguler l'appétit et qui se fabrique dans la graisse. Pour la réguler, on mise sur des repas réguliers, des aliments de saison, de préférence bio et de qualité, beaucoup de légumes et de fruits et des bonnes graisses. Évidemment, les plats industriels sont à bannir.

Retarder le vieillissement cutané

La DHEA, l'hormone anti-âge, chute dès l'âge de 30 ans et sonne le début du vieillissement de la peau ou des os. Alors pour la booster naturellement, on opte pour le sport et la méditation.

Être plus heureux

Celle qui est responsable du bonheur, c'est la célèbre ocytocine. Pour la stimuler, rien de plus simple, il suffit de passer du temps avec les gens qu'on aime, de se faire des câlins et de rire.

Améliorer le sommeil

Fabriquée par la glande pinéale, la mélatonine est l'hormone qui permet de bien dormir. Pour booster son taux, il faut se balader le plus souvent possible à la lumière, en plein air, car plus on reçoit de lumière du jour, plus les rayons du soleil passent par la rétine, plus on fabrique de la mélatonine.

Mercredi

Mon rituel bien-être

» Pour se sentir bien au travail

Au bureau ou en télétravail, on adopte une meilleure posture. La bonne idée ? Miser sur un siège ferme qui force à s'auto-grandir, ou bien le troquer contre un swiss ball qui, en plus d'être confortable, permet de se tenir droit. Ensuite, on pense à s'étirer régulièrement, tout au long de la journée, et en respirant profondément. Le programme ? En position assise, on monte les bras tendus en l'air, on se grandit en gardant les épaules basses et on relâche le buste vers la droite, puis vers la gauche, 30 secondes de chaque côté. Puis on incline la tête à droite pendant 20 secondes, puis à gauche. À la clé, plus de détente et un vrai regain d'énergie. Enfin, les barres énergétiques faites maison aident à lutter contre la fatigue et sont bourrées de vitamines et de fibres. La recette facile ? 250 grammes de flocons d'avoine, 50 grammes de raisins secs, 25 grammes de dattes, 2 œufs, 2 cuillères à soupe de miel, 15 grammes de poudre d'amandes et 35 ml de lait écrémé, à mélanger et à faire cuire 20 minutes dans un four à 170 degrés.

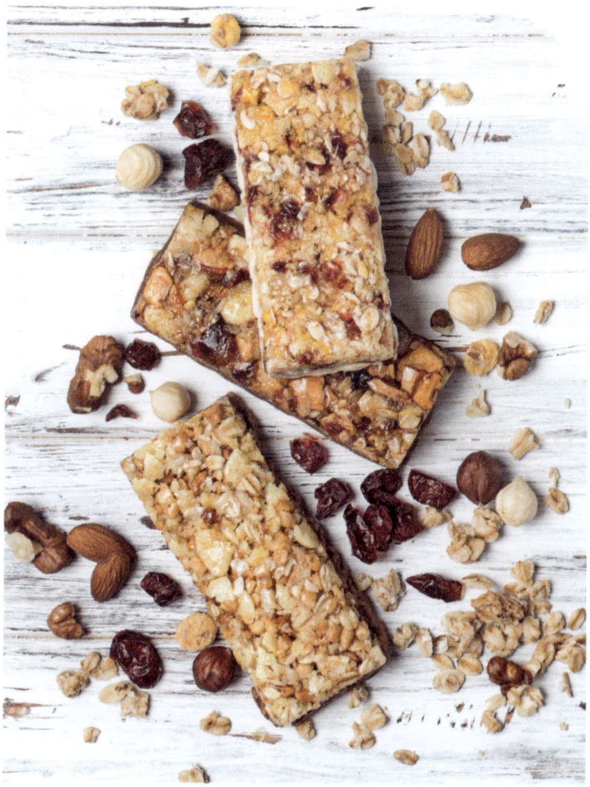

Ma séance de bodysculpt

30 minutes

1 Échauffement
(voir page 76)

2 Squats mobiles
Debout, les pieds à la largeur des hanches et parallèles, on se place en squat. Ensuite, on ramène le pied droit vers le pied gauche, en gardant les jambes fléchies et les fesses vers l'arrière.

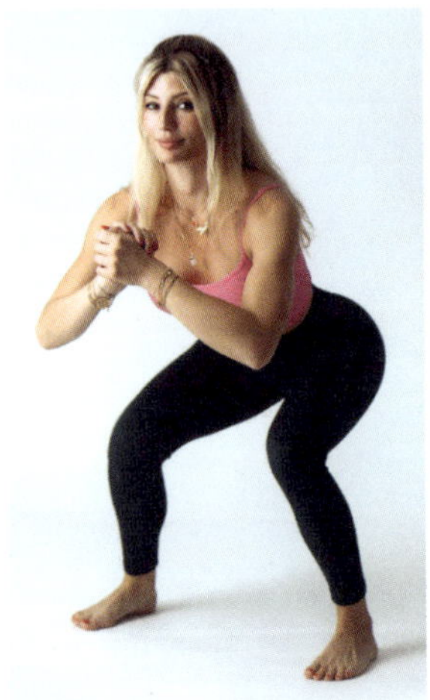

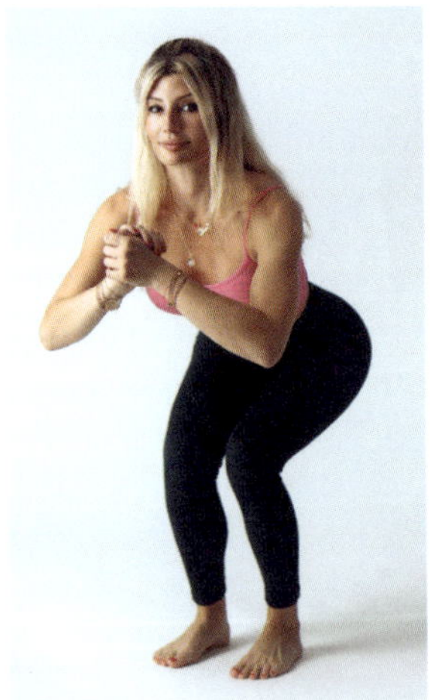

25 de chaque côté

+ OPTION + :
On met l'élastique au-dessus des genoux et des lests aux chevilles.

3 Triceps

Debout, les jambes fléchies et le buste en avant, on prend les haltères ou des bouteilles d'eau dans les mains, on tend les bras vers l'arrière, de manière à ce que les coudes soient au-dessus du buste. On souffle en tendant les bras, et on inspire en les fléchissant.

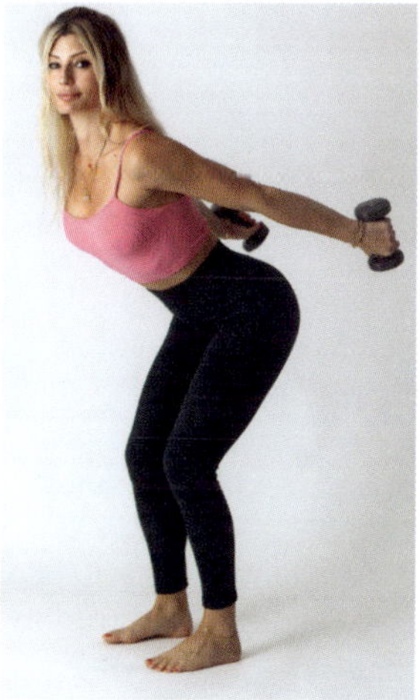

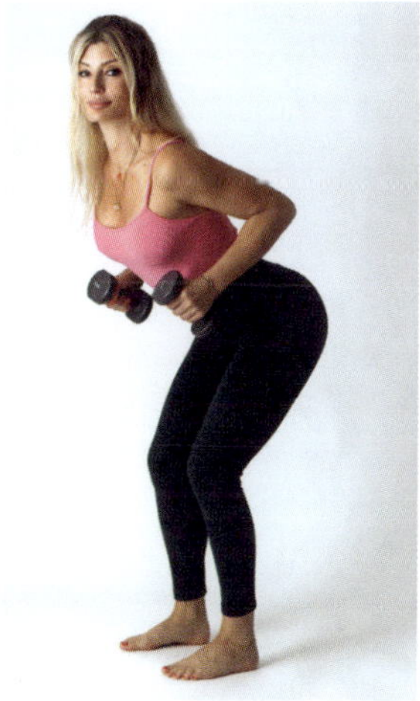

10 + 10 petits vers le haut, 3 fois au total

4 Fessiers

Allongé·e sur le côté droit, la tête posée sur le bras droit au sol, on plie les jambes au niveau du nombril, puis on tend la gauche dans le prolongement du buste. On souffle en la montant, on inspire en la descendant.

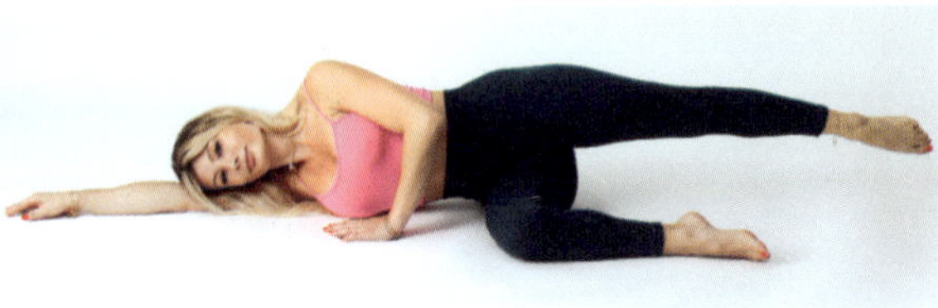

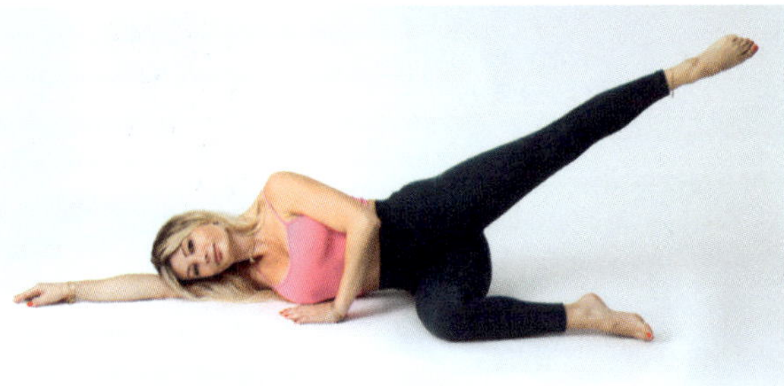

30 + 15 petits vers le haut, de chaque côté

+ OPTION + :
On place l'élastique au-dessus des genoux et des lests aux chevilles.

5 Abdos

Debout, les genoux légèrement fléchis, on prend une haltère ou une bouteille d'eau dans chaque main. On fléchit le buste vers la droite en inspirant, et on souffle en allant vers la gauche.

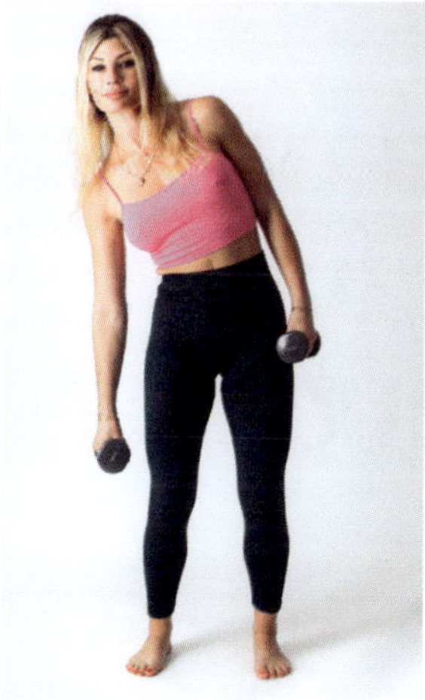

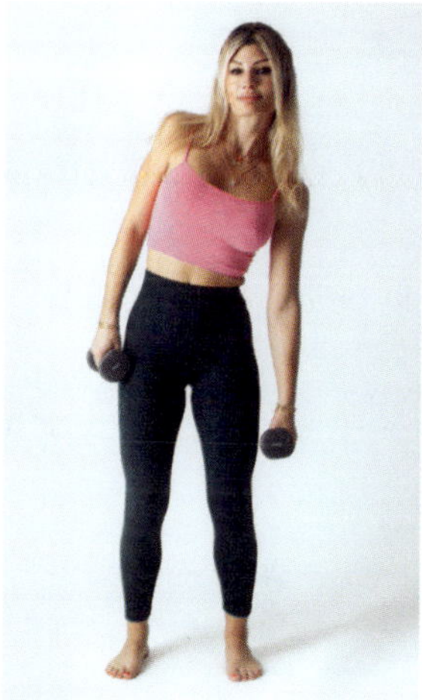

30 allers-retours

6 Étirements

(voir page 78)

Jeudi

Mon rituel bien-être

» Et si on marchait davantage ?

Elle fait autant de bien à la silhouette qu'à l'esprit et permet de lutter contre les maladies cardio-vasculaires. L'astuce ? Se mettre à la marche consciente, aussi appelée « afghane ». Inspirée des peuples nomades d'Afghanistan, cette méthode à mi-chemin entre le sport et la méditation apprend à marcher plus vite en déployant moins d'efforts. Le principe ? On avance en calant la respiration sur ses pas, tout en imaginant des moments agréables et en se disant des phrases positives que l'on se répète tout au long du périple. À l'instar de la sophrologie, la discipline plonge dans un état de conscience modifié, apaise l'esprit et redynamise le corps.

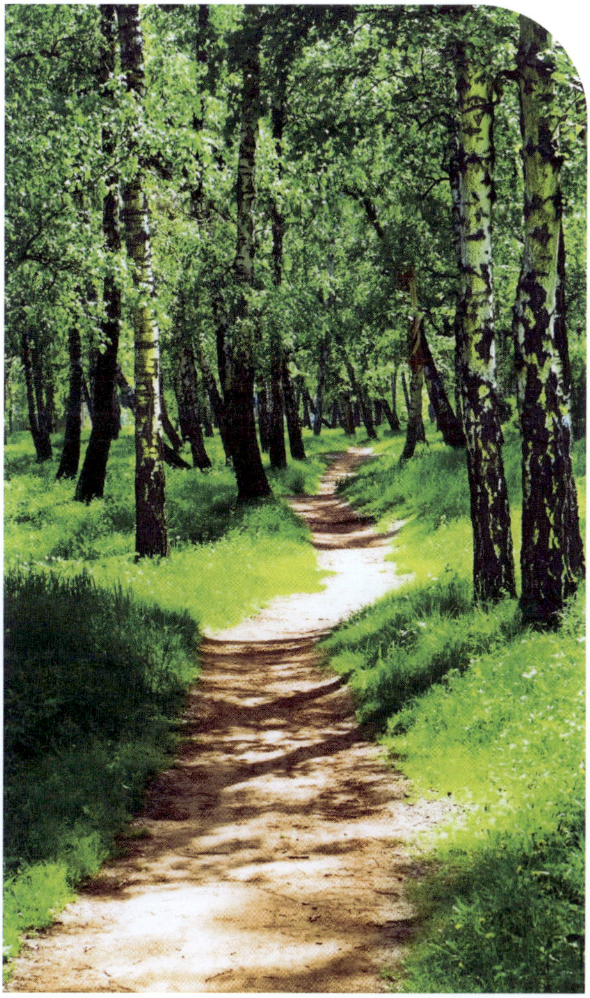

Vendredi

Mon rituel bien-être

» Et si on intégrait des plantes adaptogènes à son alimentation ?

Ces plantes millénaires aux multiples bienfaits sont utilisées depuis toujours dans les médecines indiennes (ayurvéda), chinoises et amérindiennes. Elles sont devenues depuis quelque temps les stars du bien-être et de la santé en Occident. Leur appellation, « adaptogènes », s'explique par le fait qu'elles poussent dans des régions aux climats hostiles et extrêmes (Andes péruviennes, Himalaya, forêts boréales de Sibérie…), et que pour s'y adapter, elles ont développé des vertus extraordinaires. Parmi elles, l'ashwagandha qui, en fonction de son profil, donne de l'énergie ou apaise. Le reishi est un champignon qui calme l'esprit et régule le système immunitaire. Quant au chaga, c'est un puissant anti-inflammatoire et anti-oxydant. J'aime les consommer déjà intégrés à mon café avec les produits de la marque So Mush Organic ou je les saupoudre dans mes plats (1 cuillère par jour pendant 15 jours ou un mois) avec les compléments de la marque Hygée.

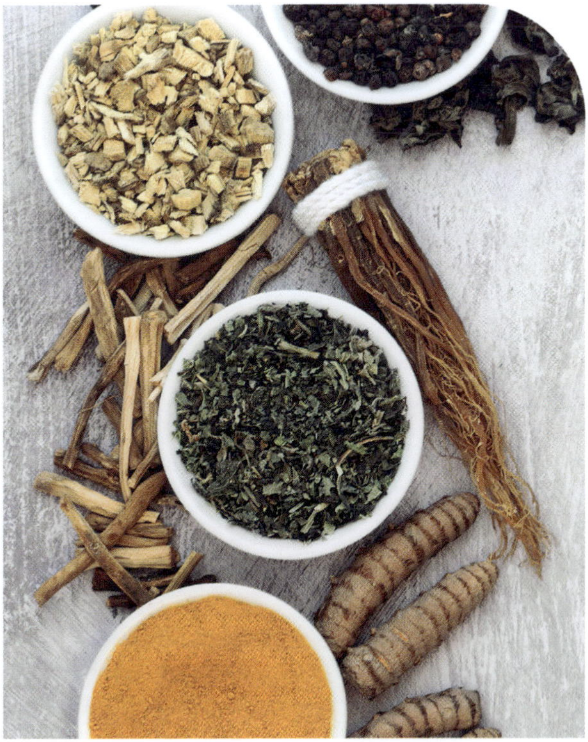

Ma séance de cardio Pilates

30 minutes

1 Échauffement
(voir page 76)

2 Boxing
Les jambes légèrement fléchies, on met des coups droits avec un bras puis l'autre, rapidement, en engageant le dos, durant 30 secondes.

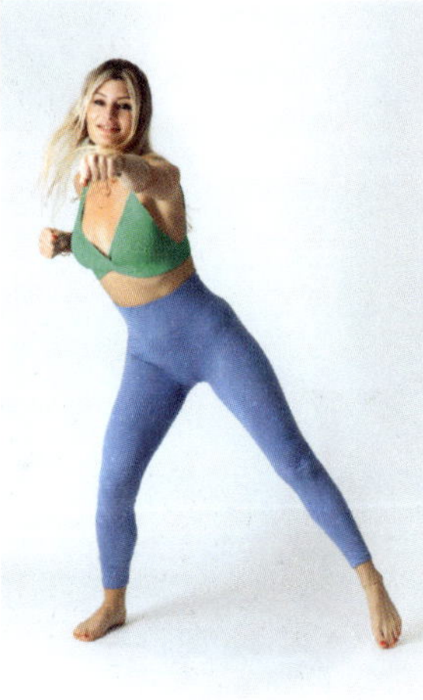

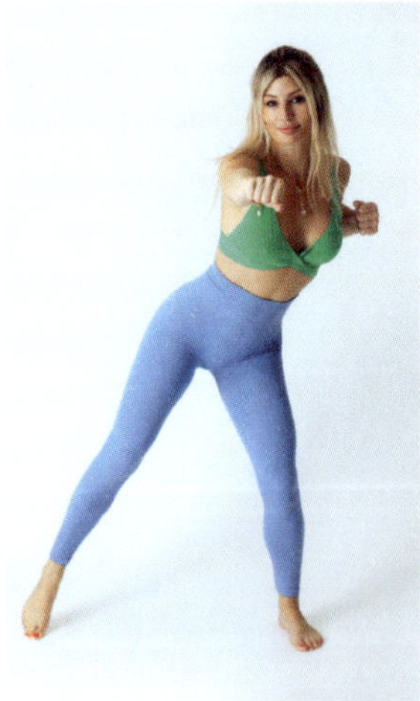

+ OPTION + :
On met des lests aux chevilles et on prend une petite haltère dans chaque main.

3 Montée de genoux

On monte les genoux en tendant les bras vers le haut et en les ramenant près des oreilles, rapidement, pendant 30 secondes.

+ OPTION + :
On met des lests aux chevilles.

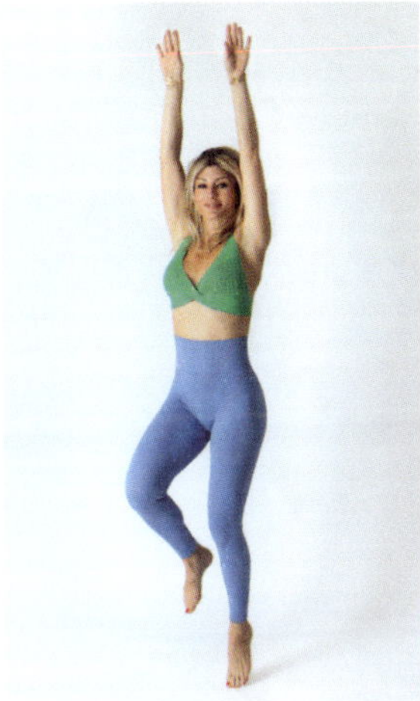

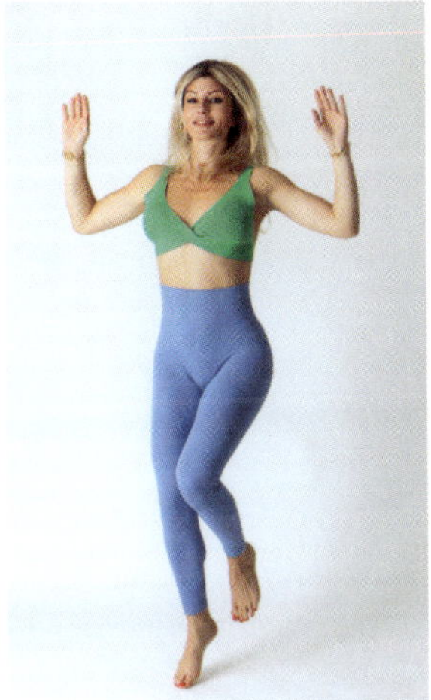

4 Squats cardio

On fait un squat en touchant le sol avec la main gauche puis on saute les pieds serrés. On recommence avec la main droite, et ainsi de suite, durant 30 secondes.

+ OPTION + :
On enfile un élastique au-dessus des genoux et des lests aux chevilles.

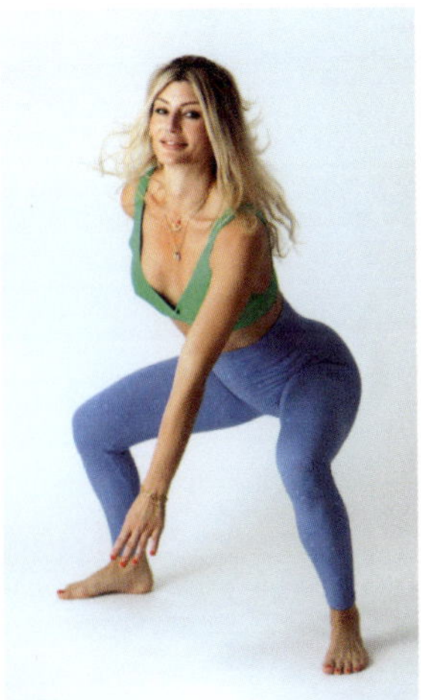

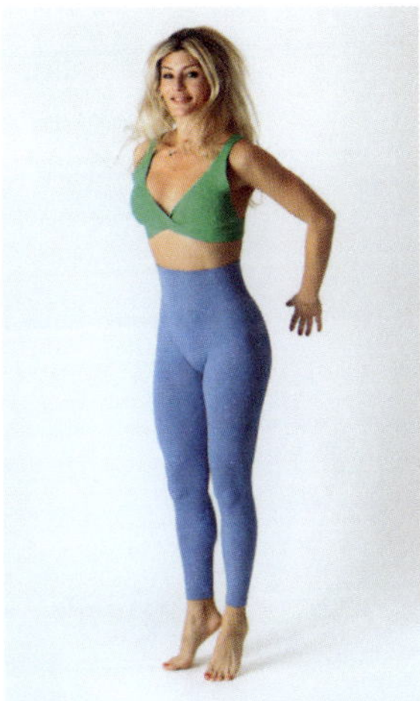

On fait une pause de 2 minutes, puis on reprend les 3 exercices sans pause.

Puis on met en place les référentiels du Pilates, allongé·e sur le dos.

On réalise 10 respirations pour chaque mouvement.

5 Battements

Allongé·e, les phalanges derrière la tête et les coudes bien ouverts, les jambes tendues en l'air, on décolle les épaules, puis on descend une jambe tendue le plus bas possible en inspirant, et on la remonte en soufflant, puis on change de jambe.

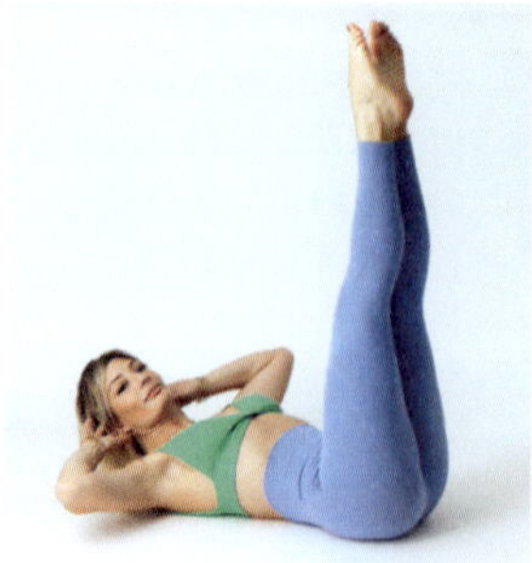

+ OPTION + :
On réalise l'exercice avec les deux jambes en même temps.

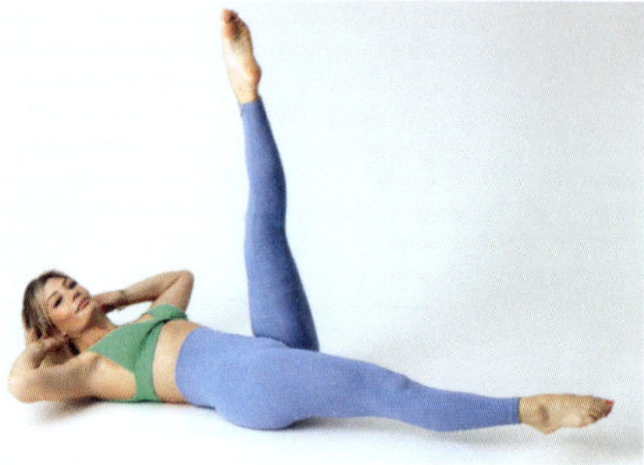

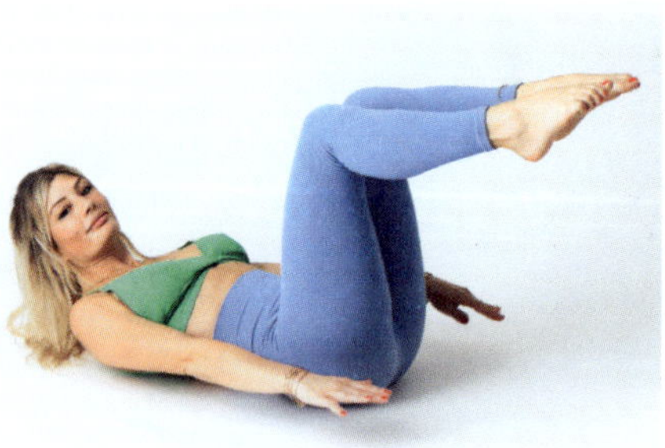

6 Hundred

Allongé·e, la tête décollée, les jambes en angle droit et les bras le long du corps, on fait des petits mouvements avec les bras pendant 5 secondes en inspirant, puis en expirant pendant 5 secondes.

+ OPTION + :
On tend les jambes en diagonale pour plus de difficulté.

7 Swimming

Allongé·e sur le ventre, les bras au-dessus de la tête avec les paumes de main face à face, on fait des mouvements rapides de haut en bas avec les jambes et les bras, en inspirant durant 5 secondes et en soufflant pendant 5 secondes.

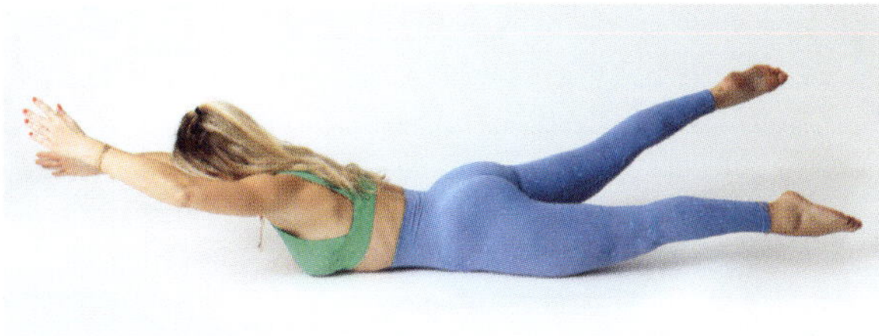

8 Planche dynamique

En planche sur les pieds et les mains, on ramène le genou gauche vers l'épaule droite en soufflant, et on repose la jambe en inspirant. On fait la même chose de l'autre côté.

À la fin des 10 respirations, on ramène les genoux vers la poitrine le plus rapidement possible, comme une course à l'horizontale.

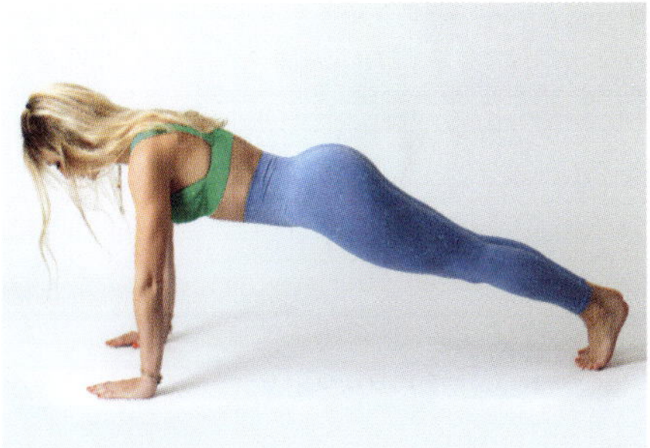

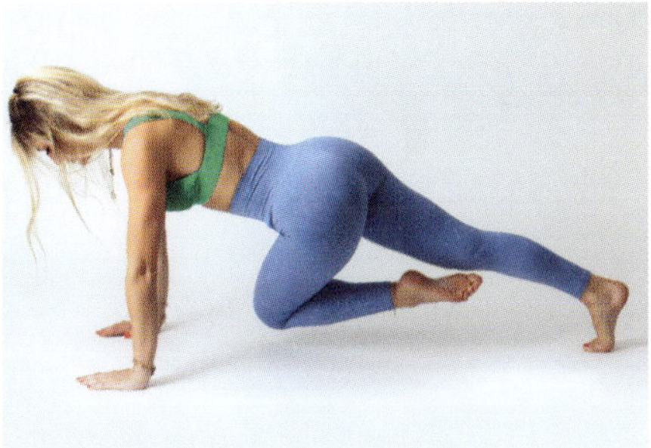

9 Étirements

(voir page 78)

Samedi

Mon rituel bien-être

» Pour se sentir bien chez soi

Pour dépolluer son habitat et se détendre, on s'offre des plantes vertes. Pour réduire l'ammoniaque des produits nettoyants, on opte pour l'*Anthurium andreanum*. Pour absorber le monoxyde de carbone et le toluène, rien de tel que le *Dracaena marginata*. Enfin, pour lutter contre un des polluants les plus courants, le formaldéhyde (moquettes, textiles, fumée de cigarette, détergents), on choisit le *Nephrolepis exaltata*, autrement dit la fougère. Mon autre secret pour être bien à la maison ? Selon les préceptes du Feng Shui, l'harmonie de notre environnement dépend de l'énergie des 5 éléments, qui doivent tous être présents de façon équilibrée dans une habitation grâce à des objets représentatifs. L'idée ? Disposer un vase contenant des fleurs ou un humidificateur pour l'eau, du bois pour stimuler la motivation, des bougies pour l'élément feu qui symbolise l'énergie de la vie, un objet en métal pour favoriser la créativité, et les plantes pour représenter la terre qui symbolise l'ancrage et la stabilité.

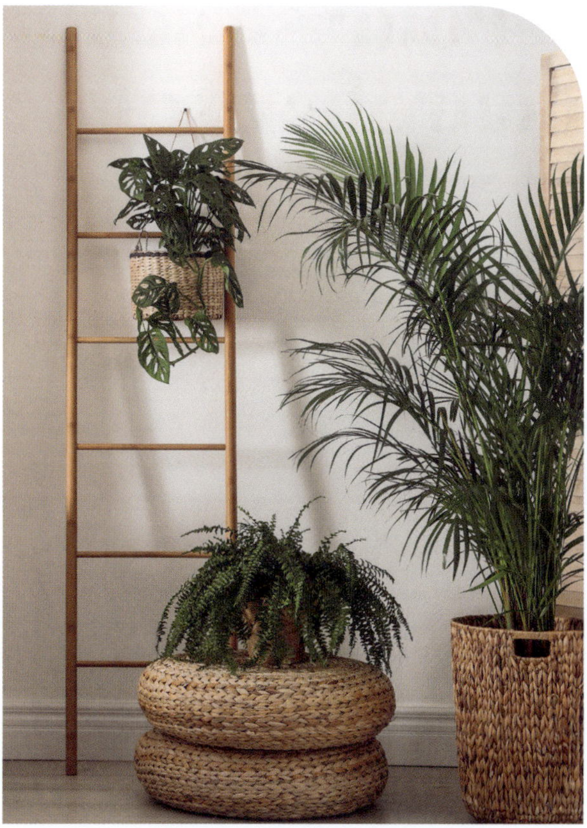

Dimanche

Mon rituel bien-être

» Pour détoxifier le foie

C'est lui qui élimine les déchets accumulés par l'organisme, il est donc essentiel de le nettoyer régulièrement pour l'aider à bien mener sa mission, mais aussi de façon ponctuelle pour lui redonner un coup de fouet après des excès. La recette ? On fait infuser dans 1 litre d'eau bouillante 3 cuillères à soupe d'un mélange de romarin, d'ortie, d'artichaut et de chardon-marie (il existe des mélanges tout prêts en magasin bio). On boit la préparation tout au long de la journée, pendant 2 à 8 jours.

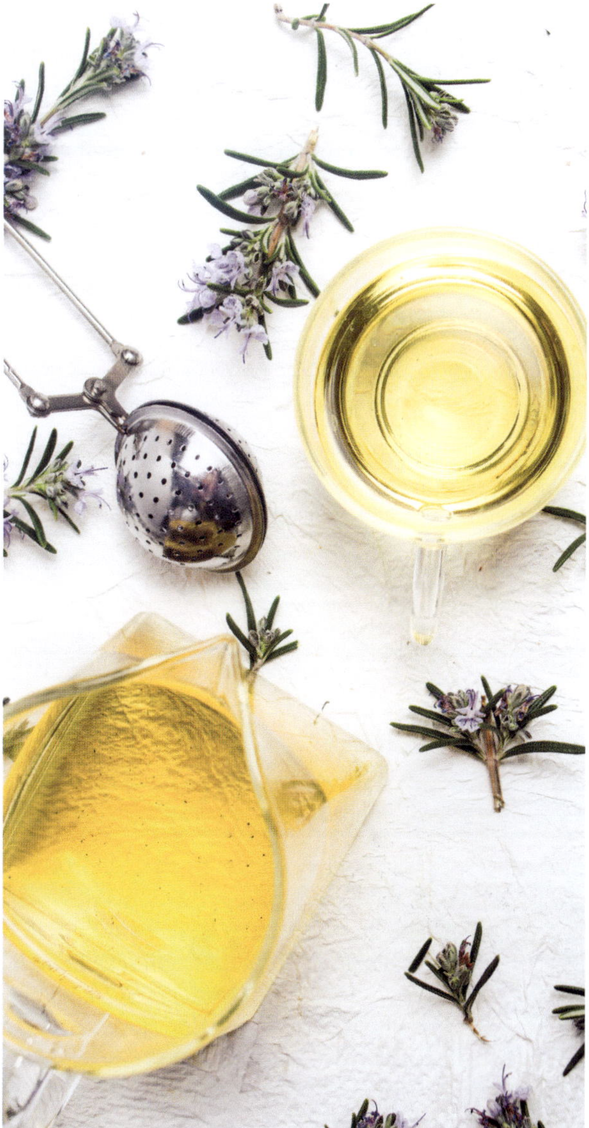

Ma séance de barre au sol

30 minutes

1 En position assise, les jambes tendues devant soi, on commence par inspirer en pointant les pieds vers le sol et on souffle en les flexant.

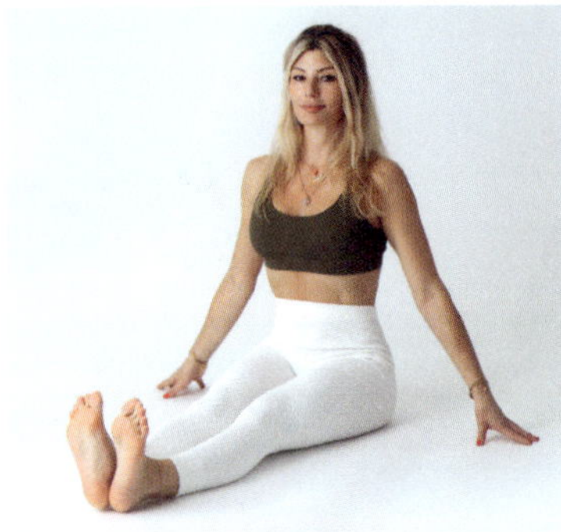

10 fois

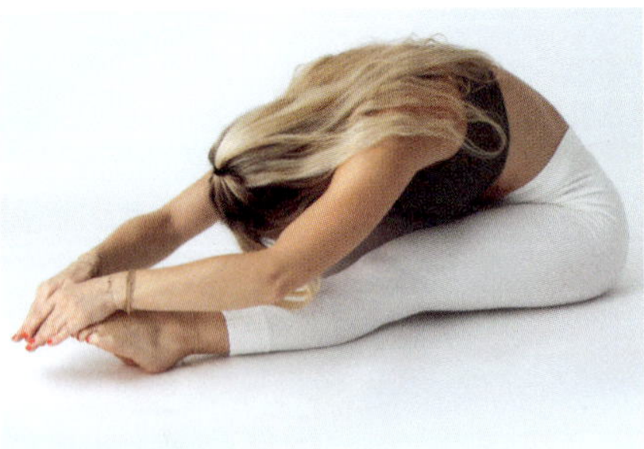

2 On relâche le buste vers les jambes en allongeant le bas du dos, doucement, en respirant profondément.

3 Assis·e, les jambes tendues devant soi, on monte la jambe gauche la plus tendue possible vers le visage, on enroule le dos et on vient s'allonger en stretchant la jambe vers soi, durant 30 secondes.

On fait la même chose de l'autre côté.

+ OPTION :
On passe un élastique sous le pied pour étirer plus facilement la jambe.

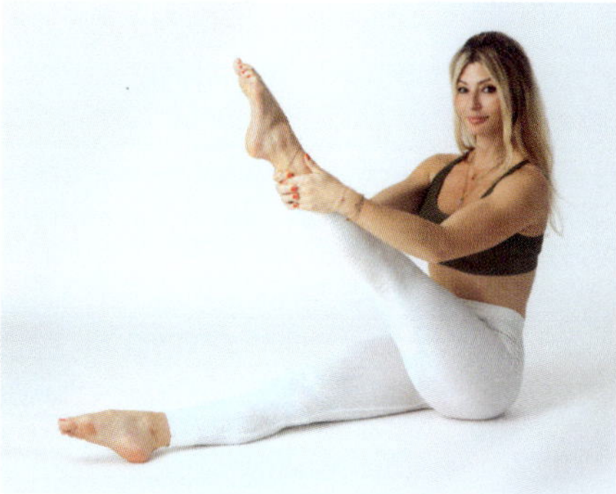

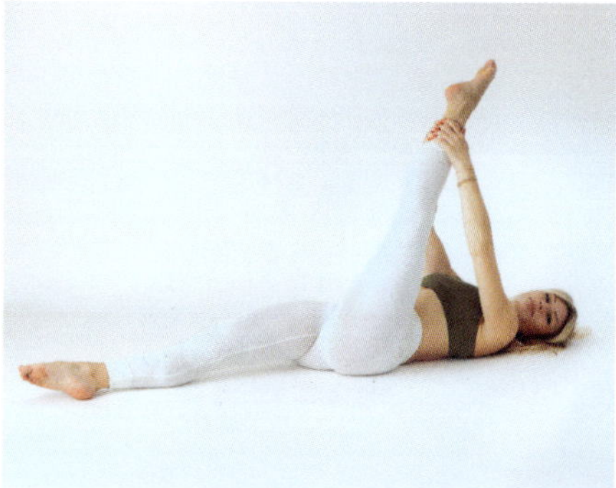

4 Allongé·e sur le dos, on tend la jambe gauche vers soi, puis on place les bras en croix, on regarde vers la gauche en gardant l'épaule gauche bien collée contre le sol et on descend la jambe gauche tendue, du côté droit, le plus bas possible en soufflant, 30 secondes.

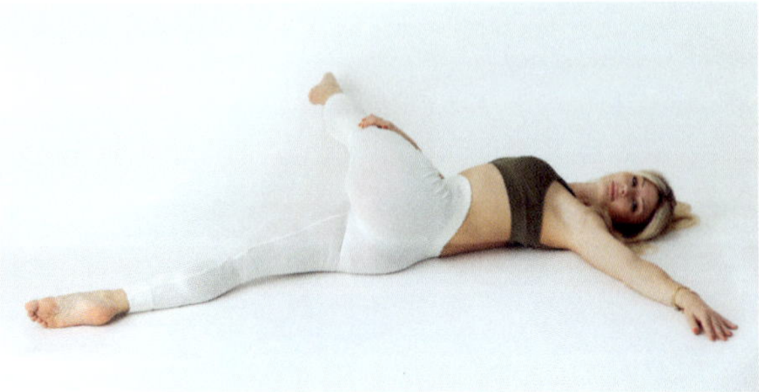

On fait la même chose de l'autre côté.

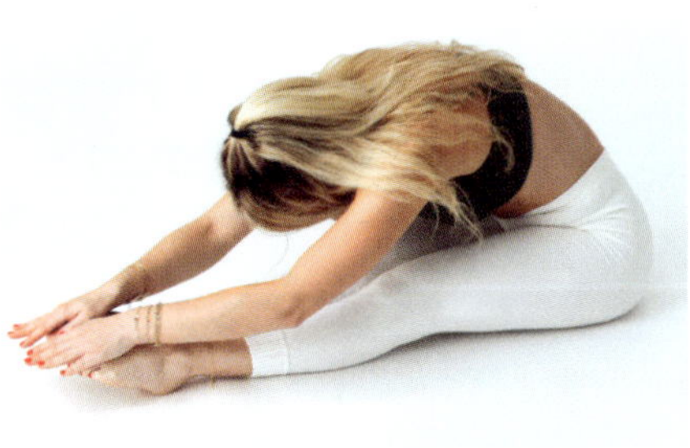

5 De nouveau, en position assise, les jambes tendues devant soi, on relâche le buste vers les jambes en allongeant le bas du dos, doucement, en respirant profondément.

6 Assis·e, les jambes écartées, on monte le bras gauche et on relâche l'oreille et l'épaule droite vers le genou droit en soufflant, 30 secondes.

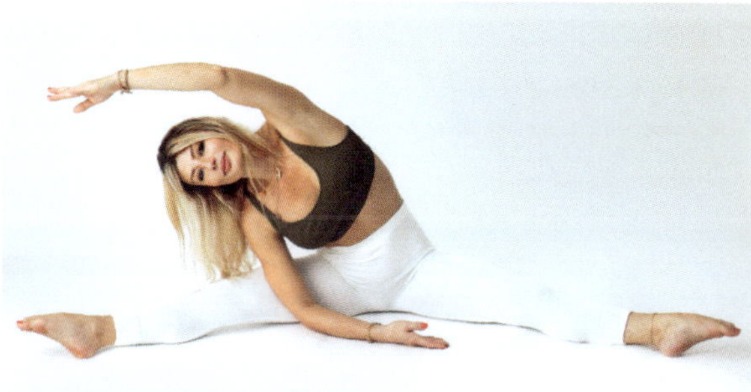

Puis on relâche le buste vers le genou gauche, le front face au genou en soufflant, 30 secondes.

On fait ces deux mouvements de l'autre côté.

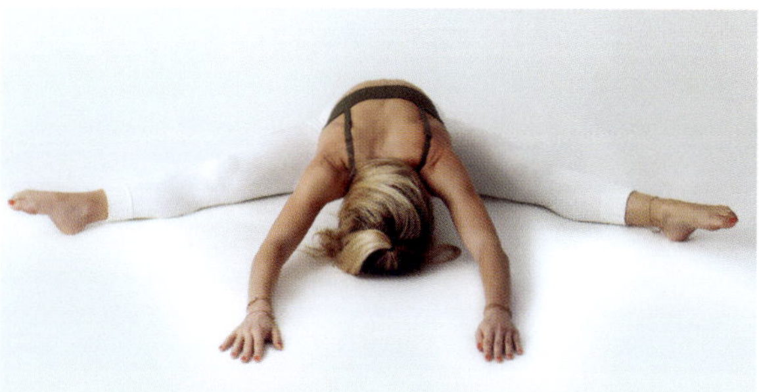

7 Assis·e, les jambes écartées, on relâche le buste vers l'avant tout doucement, en expirant profondément pendant 30 secondes.

Conclusion

Si, grâce à la lecture de ce livre, il vous est arrivé de rire un peu, de vous sentir moins seul·e, plus zen, plus fort·e physiquement et mentalement, canon comme jamais dans le miroir, à l'aise dans vos pompes et vos maillots de bain, plus centré·e, calme, belle et beau, confiant·e et joyeux·se, alors c'est que j'ai un peu réussi ma mission de transmission qui me tient tant à cœur.

Remerciements

Merci à vous, mes élèves, les ancien·ne·s, les actuel·le·s, les futur·e·s, les ex, en studio ou en ligne. Ce livre, c'est grâce à vous que je l'ai écrit, et c'est vous qui faites en sorte que je sois un peu plus passionnée par mon travail chaque jour. Merci pour tout ce que vous m'apportez. Merci à toute l'équipe de femmes géniales qui m'ont accompagnée sur ce projet : Barbara, Valérie, Pauline, Catherine, Amélie, Céline, Hélène, Eugénie. Enfin, je vais me remercier moi-même, parce que je pense qu'on devrait le faire plus souvent. Merci d'avoir réussi à écrire ce bouquin avec un petit bébé, et pas ou peu de moyens de garde, de conserver la pêche sans compter les heures de travail et de continuer à faire rire mon fils malgré le stress souvent présent. Toutes les mamans savent de quoi je parle… Comme dirait Beyonce : « Who run the world ? Girls ! » Merci à ma famille, mes amis, mes proches d'être toujours là. Si vous saviez comme je vous aime !

Table des matières

Cet ouvrage est composé de matériaux issus
de forêts bien gérées certifiées FSC®, de matériaux recyclés
et de matériaux issus d'autres sources contrôlées.
Le Forest Stewardship Council® est une organisation internationale
non gouvernementale qui encourage une gestion écologiquement
adaptée, socialement bénéfique et économiquement viable
des forêts de la planète. Pour en savoir plus,
consultez le site www.fsc.org

FSC www.fsc.org MIXTE Papier issu de sources responsables FSC® C007507

Achevé d'imprimer en décembre 2021
par Graphycems
Dépôt légal : janvier 2022
Imprimé en Espagne